머 리 말

  자연의학과 대체의학에 수많은 사람들이 관심을 가지기 시작한 것이 실로 오래된 일이고 외부의 물리적인 힘을 빌리지 않고 자기 자신의 몸을 통하여 자신의 질병을 다스릴 수 있다면 이보다 더 좋은 치료는 없다고 생각한다.
  오천년의 역사를 가지고 있는 발마사지에 관하여 수많은 문헌과, 책, 그리고 임상을 통하여 접해오던 중에 중국에 몇 차례 다녀오면서 중국족부반사협회와 중의 대학에서의 경험을 토대로 본 책을 집필하게 되었다.
  본서는 첫째, 우리 몸과 반사점과의 연관관계를 알기 쉽게 장기와 반사점의 위치를 설명하였고 둘째, 중의의 기초이론이라할 수 있는 음양과 오행에 관하여 서술하고 경락의 기본을 수록하여 보다 알기 쉽게 정리하였다.
  셋째로는 여성의 대표적인 질병과, 남성의 질병, 우리가 흔히 걸리는 질병과 내과, 기타질환을 그림과 민간요법, 경락을 같이 수록하였음으로 독자들이 따라하기 쉽게 정리해놓았다.
  본서를 내면서 부족하고 미흡한점이 있으리라 믿는다.
  다음에 기회가 주어진다면 더 많은 임상과 경험을 가지고 독자 여러분들에게 다가 가고 싶다.

  현업에 종사하시는 분들과 새로이 발관리에 입문하는 사람들에게 좋은 지침서가 되기를 기대하면서...

편저자 씀

차 례

머리말

part 1. 발반사요법

1. 발반사요법이 뭐예요? ·· 13
   1) 발반사요법의 개념
   2) 발반사요법의 역사
2. 발반사요법이 어떻게 좋아요? ···························· 14
   1) 신경반사원리
   2) 신체순환 촉진원리
   3) 내분비 조절원리
   4) 경락원리
3. 발반사요법을 시술하기 전에 ································ 15
   1) 발반사요법 시술 전에 준비사항
   2) 발반사요법 시술 후 반응
   3) 발반사요법의 강도와 수법
   4) 주의점

part 2. 중의 기초이론

1. 중의란? ··· 19
2. 음양학설(陰陽學說)이란? ···································· 20
3. 오행학설(五行學說)이란? ···································· 21
4. 기혈진액이란(氣血津液)이란? ······························· 24
5. 경락이란? ··· 26

part 3. 발은 어떻게 생겼어요?

1. 발의 해부학적 구조 ·· 31
2. 발의 중요 혈자리 ··· 32
3. 혈자리의 효능 ·· 33

part 4. 62개의 반사구

1. 신장(腎臟) Kidney ··· 37
2. 부신(副腎) Adrenal gland ·································· 38

3. 수뇨관(輸尿管) Ureter	39
4. 방광(放光) Bladder	40
5. 전두동(前頭洞) Frontalsinuse	41
6. 뇌하수체(腦下垂體) Pituitary gland	42
7. 소뇌(小腦) Drerellum	43
8. 삼차신경(三叉神經) Trigeminal nevrve	44
9. 코(鼻) Nose	45
10. 대뇌(大腦) Ceredrum	46
11. 목과 근육 Neck muscle	47
12. 경추(頸椎) Cervical vertebra	48
13. 부갑상선(副甲狀腺) Parathyroid gland	49
14. 갑상선(甲狀腺) Thyroid gland	50
15. 눈(眼) Eye	51
16. 귀(耳) Ear	52
17. 승모근(僧帽筋) Trapezius muscle	53
18. 폐(肺),기관지(氣管支) Lung&Breonch	54
19. 심장(心腸) Heart	55
20. 비장(脾臟) Spleen	56
21. 위(胃) Stomach	57
22. 췌장(膵臟) Pancreas	58
23. 십이지장(十二指腸) Duodenum	59
24. 소장(小腸) Smal intestines	60
25. 횡행결장(橫行結腸) Transversme colon	61
26. 하행결장(下行結腸) Descending colon	62
27. S상결장(S像結腸) Sigmoid colon	63
28. 항문(肛門) Anus	64
29. 간(肝) Live	65
30. 담낭(膽囊) Gall bladder	66
31. 맹장(盲腸) Caecum	67
32. 회맹판(回盲判) Lleoceal valve	68
33. 상행결장(上行結腸) Ascending colon	69
34. 복강신경총(腹腔神經叢) Solav plexs	70
35. 생식선(生殖腺) Edea	71
36. 흉추(胸椎) Dorsal vertebra	72

 발책

37. 요추(腰椎) Lumbar bertebra		73
38. 선골(仙骨) Sacrum		74
39. 내미골(內尾骨) Medidal cocyx		75
40. 자궁(子宮)과 전립선(前立腺) Uterus&Prostate		76
41. 성기(性器)와 음도(陰道) Penis vagina		77
42. 고관절(股關節) Greater tronchantor		78
43. 하복부(下腹部) Hypogastric region		79
44. 서혜부(鼠蹊部) Inguinal region		80
45. 좌골신경(坐骨神經) Sciatic nerve		81
46. 외미골(外尾骨) Lateral coccyx		82
47. 난소(卵巢)와 정소(精巢) Ovary&tesis		83
48. 슬관절(膝關節) Knee joint		84
49. 팔관절과 손관절 Elvowt joint		85
50. 어깨(肩關節) Shoulder joint		86
51. 견갑골(肩胛骨) Scaputar		87
52. 상악(上顎) Upper jaw bone		88
53. 하악(下顎) Lover jaw bone		89
54. 편도선(扁桃腺) Tonsils		90
55. 식도관(食道管) Esopnagus trachea		91
56. 흉부임파선(胸部淋巴線) Thoracic lymph nodes		92
57. 내이미로(內耳迷路) Valance organ		93
58. 흉부(胸部) Chest		94
59. 횡격막(橫擊膜) Diaphragn		95
60. 늑골(肋骨) Rib		96
61. 상부임파계(上部淋巴) Upper budy lympy system		97
62. 하부임파계(下部淋巴) Lower budy lympy system		98
**실면점, 객담배출구, 직장 항문 반사구		99
반사구의 효능		100

part 5. 62반사구 수법익히기

1. 왼발		105
2. 오른발		109

part 6. 발로인해 건강해지기

1. 여성들에게 흔히 나타나는 질병

   (1) 변비······117   (2) 빈혈········118   (3) 여드름····119
   (4) 생리불순··120   (5) 생리통······121   (6) 냉증······122
   (7) 저혈압····123   (8) 갱년기······124   (9) 비만······125
   (10) 방광염····126   (11) 성불감증····127   (12) 정맥류····128
   (13) 불임증····129

2. 남성들에게 흔히 나타나는 질병

   (1) 간염······133   (2) 십이지장 궤양·134 (3) 고혈압····135
   (4) 임포텐즈··136   (5) 통풍 ······137   (6) 만성위염··138
   (7) 중풍······139   (8) 간경변 ······140   (9) 동맥경화··141
   (10) 전립선염··142   (11) 파킨스시병 ··143

3. 우리가 흔히 걸릴 수 있는 질환들

   (1) 설사······147   (2) 소화불량····148   (3) 딸국질····149
   (4) 편두통····150   (5) 멀미········151   (6) 치통······152
   (7) 불면증····153   (8) 구토········154   (9) 두통······155
   (10) 감기······156   (11) 식욕부진····157   (12) 신장결석··158
   (13) 식중독····159

4. 내과질환

   (1) 당뇨병····163   (2) 치질········164   (3) 기침 ······165
   (4) 부종······166   (5) 현훈증······167   (6) 기관지천식··168
   (7) 기관지염··169   (8) 위하수······170   (9) 좌골신경통··171
   (10) 가래······172   (11) 위경련······173   (12) 심장병····174
   (13) 신경쇠약··175   (14) 관절염······176   (15) 신경통····177
   (16) 요통······178

5. 기타질환

   (1) 중이염····181   (2) 이명········182   (3) 난청······183
   (4) 습진······184   (5) 축농증······185   (6) 야맹증····186
   (7) 편도선염··187   (8) 안면신경마비·188   (9) 간질병····189
   (10) 폐결핵····190   (11) 대장염······191

Part. 1
발반사요법

막연이 듣기만했던 발....
어떻게 해야 하는지 하나! 하나! 알아보고 지금 시작하자!!!

1. 발반사요법이 뭐예요?
2. 발반사요법이 어떻게 좋아요?
3. 발반사요법을 시작하기전에...

1. 발반사요법이 뭐에요?

1) 발반사요법의 개념

인체 각 장부기관이 발에 모두 대응하는 반사구가 있다.

발반사요법을 하여 발에 있는 반사구를 자극하게 되면 그에 대응하는 인체 각 장기의 기능을 조절할 수 있고, 기혈을 조절해주므로 인해 체내의 정기를 증강시켜 면역력을 길러준다. 이로 인해 질병을 예방하고 건강을 유지시킬 수 있다.

2) 발반사요법의 역사

발반사요법은 예로부터 내려오는 자연의학으로, 질병을 치료하기 위해 여러 나라에서 사용해왔다. 그중 가장 오래된 역사를 가지고 있는 중국은 약 5000년 전부터 사용되었던 것으로 전해져 내려오고 있는데, 현존하는 기록으로는 약 2500년전 한나라 때의 의학서인 '황제내경(黃帝內徑) 소녀경'편에 '관지법(觀趾法)'에 기록이 되어져있다. 이를 한(韓)나라 시대의 화타(華墮)가 다시 연구하여 '화타비급'을 저술하였는데, 시대 상황에 맞게 정립하여 오늘에 이르게 되었다

발에는 인체의 장부가 축소되어 있는데 발을 자극함으로써 장부의 기능을 조절해주고 기혈을 조절해주므로 인해 체내의 정기를 증강시켜 면역력을 길러준다.

인간은 태어나면서부터 병에 대한 면역력 치유력을 자기 자신이 방어 하고 치료 할 수 있는 능력을 가지고 태어났다. 현시대의 물질만능시대가 이런 자연 치유력을 약화시킴으로서 사람은 약물과 기타 어떠한 형태의 치료법에 의존하게 된 것이다.

예로부터 자연의학과, 대체의학에 관하여 관심이 있었지만 현시대에 와서 연구 발전시킴으로써 놀라운 성과를 보고 있는 현실이다.
발관리에 관한 문헌과 역사에 관하여는 이미 많은 자료와 임상을 통하여 알려져 있고 이로 인해 질병을 예방하고 치유하여 건강을 유지 시킬 수 있는 것이다.

2. 발반사요법이 어떻게 좋아요?

1. 신경반사원리

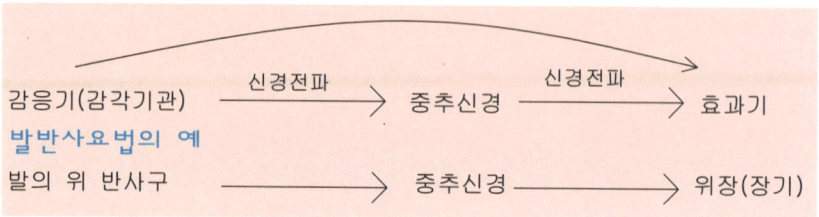

2. 신체순환 촉진원리

(1) 혈액순환 촉진

여자 초당 12.5cm → 초당 19cm (발반사요법 후)
남자 초당 14cm → 초당 22cm

(2) 발의 온도측정

	시술전	15분 시술 후	30분 시술 후
발끝온도	22℃	26℃~28℃	34℃
발바닥온도	28℃	34℃	37℃
손, 다리 온도	30~32℃	34℃	

(3) 발반사요법을 통해 근육이완, 골격근육의 수축, 확장을 돕고, 정맥과 임파로 하여금 회류할 수 있게 도와준다.

(4) 혈관벽과 근육중추에 감각기를 자극하여 그것이 신경을 통해 혈관, 신경중추에 전파되어 심혈관 반사를 이르킬 수 있게 하고 심혈관 계통에 대해서 조절작용을 할 수 있다.

3. 내분비조절원리

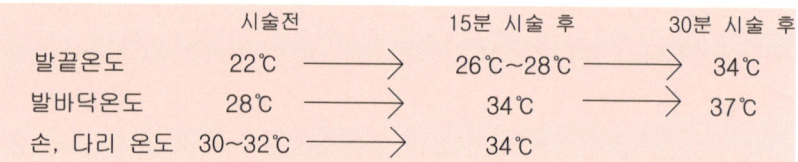

4. 경락원리

14경맥 즉, 족삼음, 족삼양을 통해 전신의 기와 혈을 통하게 하여 장기의 흐름을 원활하게 해준다.

3. 발반사요법을 시술하기 전에..

1. 발반사요법 시술 전에 준비사항

1) 표준적 체위(몸의 위치)

　발반사요법를 받는 사람은 바로 누워 양쪽 다리를 편하게 하고 손바닥을 가지런히 펴서 위로 향하게 놓고 머리는 우측으로 향하게 한다.

2) 시술 순서
　① 왼발을 먼저 시술하고, 오른발을 시술한다.
　② 발바닥, 발의 내측, 발의 외측, 발등, 다리 순으로 시술한다.

3) 발반사요법 시 금기사항
　① 각종 **출혈성 질병**환자는 시술하지 않는다.
　　예) 객혈, 각혈, 토혈, 변혈 환자
　② **월경, 임산부**는 시술하지 않는다.
　　특히, 임신 초기의 임산부는 유산의 가능성이 있기 때문에 시술하지 않으며, 임신 중기와 말기의 임산부는 가벼운 마사지 정도로만 시술한다.
　③ **심장병환자**는 시술하지 않는다.
　④ **각종 중한 질병의 환자**는 시술하지 않는다.
　　예) **신장병, 심한 정맥류환자**
　⑤ 수술한 경우에는 100일 정도 지난 후에 시술한다.
　⑥ 식사 후 1시간 전에는 시술하지 않는다.

2. 발반사요법 시술 후 반응

　① 잠이 많아질 수 있다.
　② 시술전보다 더 피로해질 수 있다.
　③ 질병이 더 심해질 수 있다.
　④ 땀을 많이 흘리며 땀 냄새가 난다.
　⑤ 소변의 양이 증가하며 냄새가 난다.

3. 발반사요법의 강도와 수법

① 약하게 해도 손을 떼지 말고, 강하게 하더라도 뼈를 다치지 않게 시술해야한다. 반사구는 대부분 뼈와 뼈 사이에 위치해 있다.
② 발반사요법을 처음 실시하는 사람, 어린아이, 노약자는 강도를 약하게 한다.
③ 한 반사구는 기본 4~6회 정도 해주며, 아픈 부위에 따라 그 이상 시술할 수 있다.
④ 기본반사구(신장, 수뇨관, 방광)로 시작하여 기본반사구로 마무리한다.
⑤ 발반사요법 후에는 300~500㎖의 미온수를 섭취한다.

4. 주의점

1) 교차지대
   좌병우치(左病右治), 우병좌치(右病左治)
   전두동, 소뇌, 삼차신경, 코, 대뇌, 목과 근육, 경추, 눈, 귀
   예) 오른쪽 눈이 아플 경우, 왼발 눈의 반사구에서 반응이 온다.

2) 비대칭
   반사구는 왼발과 오른발에 대칭되어 있는데, 비대칭은 반사구가 왼발에만 있거나, 오른발에만 있는 것을 말한다.
   왼발에만 있는 반사구 : 심장, 비장, 하행결장, S상결장, 항문
   오른발에만 있는 반사구 : 간, 담낭, 맹장, 회맹판, 상행결장

3) 한발에 두개의 반사구가 위치해있다.
   눈, 귀, 고관절, 늑골, 편도선, 미골

Part. 2
중의기초이론

중국의 발마사지....

발마사지도 자연의학이다!!

중국의 발마사지를 배우기전에 '중의 기초이론'에 대해 알아보자!!!

1. 중의란?

2. 음양학설이란?

3. 오행학설이란?

4. 기혈진액이란?

5. 경락이란?

1. 중의(中衣)란?

중의 기초는 2500년전 한나라때 의학서인 '황제내경(黃帝內經)'에 기초를 두고 있으며 《난경》, 《상한잡병론》, 《본초강목》등의 책들에서 발췌하여 만들어졌다.

중의의 개념은 첫번째 **정체관념(整體觀念)**이다.
이는 인체의 장기와 기관과 조직들은 서로 연관이 되어있기 때문에 서의처럼 부분적인 것을 보고 치료하는 것이 아니라 한 부분의 관련된 전체를 보고 근본(根本)을 찾아내서 치료하는 것을 일컫는다.
주로 오관(눈, 혀, 입, 코, 귀)이나 구규(눈2, 귀2, 코2, 입, 항문, 질)를 통해 몸의 상태를 알 수 있다.
예를 들어 오관 중의 눈을 보고 간의 상태를 알 수 있는 것과 혀의 색을 보고 심장의 상태를 판별하여 보는 것이다.

두번째로는 **변증론치(辨證論治)**이다.
변증은 *사진(四診 : 望, 聞, 問, 切)을 통해 질병을 알아내는 것을 말한다. 사진(四診)이란 환자의 상태를 보고, 질문하고, 증상을 듣고, 맥을 집어보는 것이다. 론치란 변증을 근거로 치료방법을 알아내는 것이다. 즉, 변증론치는 사물을 구체적으로 분석하고 증거를 구별하여 이론을 알아내어 치료하는 것이다.

#사진(四診)에 대해 알아보자!!

1. 망진(望診)
   망진은 보고 진단을 하는 것을 말하는데, 발을 보고 장기의 상태를 알 수 있다.
   ① 폐 반사구의 위치가 색이 진하면 오랜 흡연으로 인해 폐의 기능이 저하 됐다고 볼 수 있다.
   ② 발바닥에 주름이 깊이 패여 있으면 위장의 기능이 저하된 것으로 볼 수 있다.
   ③ 손톱과 발톱에 선이 있으면 영양 상태가 좋지 못한 것이며, 반점이 생겼을 경우 칼슘부족일 수 있다.

2. 문진(門診)
   들어서 진단하는 것을 말하는데 손님의 기침소리, 호흡하는 소리, 말하는 소리를 통해 장기의 상태를 알 수 있다.
3. 문진(問診)
   정확한 진단을 위해 손님에게 물어서 장기의 상태를 알아볼 수 있다.
4. 맥진(脈診)
   만져서 장기의 상태를 알아볼 수 있는데, 반사구에 기포가 만져지면 장기의 기능이 저하된 것이며, 심해지면 알맹이가 생기고, 더욱더 심해지면 덩어리가 만져진다.

* 주의!! 발만 가지고 병에 대해 진단하는 것은 위험해요!!!

2. 음양학설(陰陽學說)이란?

음양이란 어떤 사물이나 현상에 대하여 대립되는 부분을 음과 양으로 나누어 논 것이라고 볼 수 있다. 대체로 움직이는 것. 즉 동(動)적인 것을 양이라 보고 움직이지 않는 것. 즉 정(停) 적인 것을 음이라 볼 수 있다.

예를 들어 하늘과 땅을 본다면 하늘은 양이고 땅은 음이다. 그리고 남녀를 본다면 남자는 양이고, 여자는 음이다. 그래서 옛날에 남자는 하늘이고 여자는 땅이라는 말은 음양학설에서 나왔다고 볼 수도 있다. 그리고 우리 인체에서 본다면 오장(五臟) 즉, 간이나 심장이나 비장, 폐, 신장이 음이고 육부(六腑) 즉, 담, 소장, 위장, 대장, 방광이 양이다.

음양학설의 기본내용
① 음양대립제약(陰陽對立制約)
   음양은 서로 대립도 되고 일치도 된다.
② 음양호근호용(陰陽互根互用)
   음양은 서로 상호의존한다.
③ 음양소장평형(陰陽消長平衡)
   음과 양은 상대적인 평형을 이루고 있다.
④ 음양상호전화(陰陽相互轉化)
   음이나 양은 서로 극하면 바뀐다.

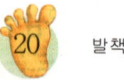
발책

3. 오행학설(五行學說)이란?

오행(五行)이란 사물의 성질을 따서 목(木), 화(火), 토(土), 금(金), 수(水)로 나누어 논 것이다.

① **목(木)** : 나무는 자라나는 것과 푸르름을 상징한다.
　목의 색은 푸른 **청색(靑色)**이며, 계절은 만물이 자라나는 **봄(春)**이다. 봄에 바람이 많이 불기 때문에 오기(五氣)중에 **바람(風)**이며, 방향은 해가 떠오르는 **동(東)**이다.
　우리 인체에서 본다면 오장 중에 **간**이 이에 속하며 간의 기능은 항상 나무처럼 자라야한다. 육부 중에서는 **담**이 이에 속하고 간이나 담에 기능이 저하되면 눈의 흰자가 노랗게 되는 것을 볼 수 있는데 간, 담은 눈과 밀접하게 연관이 되어져 있다. 그래서 오관 중에 **눈**이 이에 속한다. 간이 나쁘면 성격이 급해지고 화를 잘 내기 때문에 오정서 중에는 **노(努)**이며 형체로는 **힘줄(筋)**이다.

② **화(火)** : 불은 뜨거운 것을 상징한다.
　오기(五氣)중에 **열(熱)**이며, 색은 **붉은색(赤色)**, 계절로는 더운 여름이 이에 속하고 방향은 더운 **남(南)**이 이에 속한다.
　오장 중에 **심장**이 이에 속하며 심장의 기능은 항상 타올라야 한다. 심장의 기능이 높아지면 많이 웃기 때문에 오정서 중에서는 **희(喜)**이고, 오관 중에 **혀**가 이에 속하는데 혀끝이 빨간 사람은 심화(心火)가 있다고 할 수 있다. 육부 중에서는 **소장**이 이에 속하며 형체는 **맥(脈)**이다.

③ **토(土)**
　토는 중간에 있기 때문에 방향은 **중간(中)**이고, 색은 **황색(黃色)**이다. 계절로는 **늦여름**이며 이때에 습하기 때문에 오기(五氣)중에 **습(濕)**이 이에 속한다.
　오장 중에 **비장**이 속하며 비장은 영양을 공급해 줘야하고 비장이 허하면 영양공급이 되지 않는다. 육부 중에서는 **위장**이 이에 속한다. 위장이나 비장은 음식을 섭취하는 것과 관련이 깊다. 음식은 입으로

발책

섭취를 하기 때문에 오관 중에서 **입(口)**이 이에 속하는 것이다. 그리고 우리가 평소에 생각을 많이 하다보면 입맛이 떨어지는 경우가 있는데 이는 위의 기능이 저하 됐다고 볼 수 있다. 그래서 오정서중에서는 생각 **사(思)**로 볼 수 있으며, 음식을 먹는 것은 살이 찌고 안찌고와 연관이 되어져 있다. 그래서 형체로는 **살(肉)**이 이에 속한다.

④ 금(金)

금은 쇠의 색인 **백색(白色)**이며, 방향으로는 **서(西)**이고 계절상 **가을(秋)**이다. 가을은 건조하기 때문에 오기(五氣)중에 건조 **조(操)**가 이에 속한다.

오장 중에 **폐**가 이에 속하며 폐가 건조하면 병이 생기고, 피부와도 밀접한 연관이 있다. 피부가 안 좋으면 폐, 기관지가 안 좋으며 인후염등이 발생한다. 반대로 폐, 기관지가 안 좋거나 인후염을 앓고 있는 사람은 피부가 건조하다.

그리고 평소에 많이 울거나 우울증에 걸린 사람을 보면 폐에 기능이 저하된 사람이 많다. 그래서 오정서중에 **우(憂)**가 이에 속한다. 육부 중에는 **대장**이 이에 속하고 폐는 호흡과 관련이 있기 때문에 오관 중에 **코**이며, 육체는 **피부(皮毛)**이다.

⑤ 수(水)

물은 차갑기 때문에 추운 **겨울(冬)**, 추운 **북(北)**, 오기(五氣)중에 **한(寒)**이 이에 속하며 색은 **흑색**이다.

오장 중에서는 우리의 몸의 기운이 나온다는 **신장**이 이에 속한다. 그리고 귀가 먹은 것은 나이가 들어 기(氣)가 약해졌음을 의미한다. 기(氣)는 신장과 밀접한 관련이 있고 오관 중에 **귀(耳)**하고도 밀접한 관련이 있다. 육부 중에서는 **방광**이며 형체로는 **뼈(骨)**이다. 그리고 평소에 깜짝 놀라거나 공포를 느끼면 오줌을 싸기 때문에 신장은 오정서중에 공포 **공(恐)**이라 볼 수 있다.

표 1-1 오행귀속표

	목(木)	화(火)	토(土)	금(金)	수(水)
오장(五臟)	간	심장	비장	폐	신장
육부(六腑)	담	소장	위장	대장	방광
오계(五季)	봄	여름	늦여름	가을	겨울
오방(五方)	동(東)	남(南)	중(中)	서(西)	북(北)
오색(五色)	청(青)	적(赤)	황(黃)	백(白)	흑(黑)
오기(五氣)	풍(風)	열(熱)	습(濕)	조(操)	한(寒)
오관(五官)	눈(目)	혀(舌)	입(口)	코(鼻)	귀(耳)
오지(五志)	노(怒)	희(喜)	사(思)	우(憂)	공(恐)
형체(形體)	근(筋)	맥(脈)	육(肉)	피부(皮毛)	골(骨)

오행의 상생관계
상생관계란 서로 도와주는 관계로써 모자관계라고도 한다.

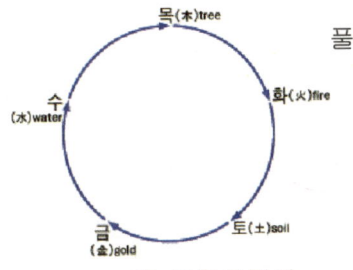

풀이 : 나무(木)가 물이 없으면 자랄 수 없다. 여기서 물은 모(母)가 되고 나무는 자(子)가된다. 나무가 있어야만 불이 붙을 수 있고 불이 있어야 재를 만들어 흙이 될 수 있으며 흙이 있어야 그 속에서 쇠를 얻을 수 있고 쇠가 녹아야 물이 만들어진다.

오행의 상극관계
상극관계란 서로 통제하고 제약하는 관계를 일컫는다.

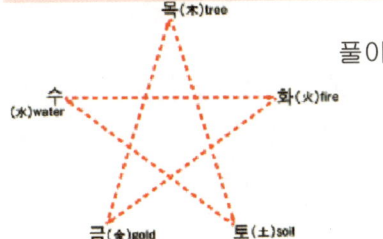

풀이 : 흙이 물을 막고(제방) 물이 불을 끄고 불이 쇠를 녹이고 쇠톱이 나무를 자르고 나무가 없으면 흙을 만들 수 없다.

4. 기·혈·진액(氣血津液)이란?

1) 기(氣)

(1) 기(氣)란 무엇인가?
  인체를 구성하는 기본물질이며 인체 생명을 유지할 수 있는 물질이다. 기는 선천적인 기와 후천적인 기로 크게 나눌 수 있으며 선천적인 기(氣)와 후천적인 기(氣) 모두 중요시 여기고 있다.
① 선천적인 기
  선천적인 기의 생성은 아버지의 양기(陽氣)와 어머니의 음기(陰氣)로 만들어지는 기(氣)로써 신장(腎臟)에서 나온다고 볼 수 있다.
② 후천적인 기
  후천적인 기는 음식을 섭취하여 얻어지는 기(氣)와 호흡을 통해 대자연의 청기(淸氣)를 얻는 것을 말한다. 우선 물질을 섭취하려면 물질이 충분해야하며 비장이나 위장, 신장의 기능이 정상이어야 한다.
  예를 들어 뚱뚱한 사람은 대부분 몸이 습하며 비의 기능이 저하되어있어 기(氣)가 약하다. 또한 청기(淸氣)는 호흡을 통해 우리 몸 속에 들어오기 때문에 폐에 기능도 중요하다.

(2) 기(氣)는 어떻게 존재하는가?
  기(氣)는 항상 움직인다.

(3) 기(氣)는 어떻게 흐르는게 좋은가?
  기(氣)는 중용의 도리를 지켜야 한다. 즉, 남자가 강해서는 안되며 여자가 강해서는 안되는 것이다.
  기(氣)는 '상승출입'의 형식으로 움직이며 기(氣)의 평형이 깨어졌을때는 질병이 온다. 예를 들어 비기가 약하면 위가 처지는 위하수가 발생을 하며, 위가 약하면 딸꾹질이 발생을 하는 것이다.

 발책

(4) 기(氣)는 어떻게 해서 오장(五臟)육부(六府)를 보호하고 유지하는가?
  ① 기(氣)는 추동작용(推動作用)이 있다.
    추동작용이란 간단히 말해서 미는 힘이라고 볼 수 있는데 혈액이 흐르는 이유는 어떠한 미는 힘이 있어야한다. 이때 이 미는 힘은 기(氣)가 있기 때문이다.
  ② 기는 온후작용(溫厚作用)이 있다.
    온후작용은 우리 몸의 체온을 유지시켜 준다.
  ③ 기는 방어작용(防禦作用)이 있다.
    방어 작용은 인체의 면역 능력이다.
  ④ 기는 고섭작용(固攝作用)이 있다.
    고섭작용은 인체의 혈류나 한액(汗液), 뇨액(尿液), 정액(精液) 등을 통제하고 유실을 막는 작용을 한다.
  ⑤ 기는 기화작용(氣化作用)이 있다.
    기화작용은 기가 변화하는 작용을 말한다.
  ⑥ 기는 영양작용이 있다

2) 혈(血)

혈이라는 것은 맥 중에서 운행하고 있는 물질로써 영양공급과, 윤활작용을 한다. 혈은 맥 안에서 흐르고 있으며 보통 비장, 위장, 신장, 간에서 만들어진다. 혈액은 흐르는 방식이 너무 빠르지도 않고 너무 느리지도 않게 적당하게 흘러야한다.
1) 신장 : 혈맥을 주관한다.
2) 폐 : 백맥은 혈을 주관한다.
3) 비장: 미는 혈을 통관한다.
4) 간: 간은 혈을 저장하고 있다.

3) 진액(津液)

진액이란 체액을 말하는데 위액, 타액, 정액, 눈물들이 이에 속한다.

4) 기혈진액(氣血津液)의 관계

기혈진액의 관계는 부부관계라고 말할 수 있는데 음과 양처럼 서로 상호의존하는 관계이다.

5. 경락(經絡)이란?

1. 경락의 개념

경락은 눈에 보이지 않고 어떠한 기능을 하는 것으로 하나의 학설(學說)이다. 경락은 인체에 기(氣)와 혈(血)을 운행하는 장부이며, 오장(五臟)육부(六府)를 연결하고 오관(五官), 구규(九竅), 상하(上下), 내외(內外)를 통하게 하는 통로이다. 경락은 진단, 치료, 예방하는 작용이 있으며, 상병하치(上病下治), 하병상치(下病上治), 좌병우치(左病右治), 우병좌치(右病左治)를 원칙으로 한다.

경락은 경맥과 락맥으로 나눌 수 있다.

경맥 : 큰 고속도로나 주요 간선이라 볼 수 있다.
　　　　경맥은 또 정경과 기경으로 나누는데 정경은 12개(수족삼음경, 수족삼양경)를 **12경맥**이라 한다. 12경맥은 일정한 시작과 끝이 있으며 쌍을 이루고 있다.
　　　　기경을 보통 **기경8맥**(독맥, 임맥, 충맥, 대맥, 음교맥, 양교맥, 음유맥, 양유맥)이라고 한다.
락맥 : 큰 고속도로를 연결하는 연결 다리라 볼 수 있는데 그물처럼 연결되어져 있다.

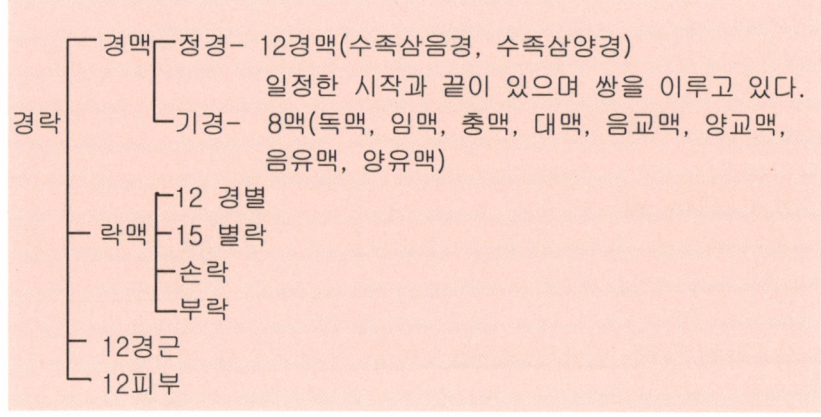

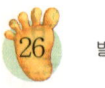
발책

유주순서
1) 수태음폐경 - 수양명대장경 - 족양명위경 - 족태음비경
2) 수소음심경 - 수태양소장경 - 족태양방광경 - 족소음신경
3) 수궐음심포경 - 수소양삼초경 - 족소양담경 - 족궐음간경

* 음경은 아래에서 위로 흐르고, 양경은 위에서 아래로 흐른다.

십이경맥 명칭 분류표

	음	양	순행부위
수(手)	태음폐경	양명대장경	전연
	궐음심포경	소양삼초경	중선
	소음심경	태양소장경	후연
족(足)	태음비경	양명위경	전연
	궐음간경	소양담경	중선
	소음신경	태양방광경	후연

질병의 원인
1) 외적원인 (외인)
   ① 육음 (풍風, 한寒, 서暑, 습濕, 화火, 조燥)
   ② 너무 과로하거나 너무 편안한 생활
   ③ 음식(기포가 실조를 이룸 - 너무 많이 먹거나 적게 먹는 것, 음식불결, 편식, 너무 차갑거나 뜨거운 음식을 섭취)
2) 내인 : 정기부족

Part. 3
발은 어떻게 생겼어요???

발은 어떻게 생겼을까???
발의 구조에 대해 알아보고, 발에 있는 혈자리에 대해 알아봐요!!!
참!! 혈자리는 경락을 이어주는 징검다리와 같아요!!
이런 징검 다리를 따라 흐르는 것이 경락이죠..
경혈을 눌러줌으로 경락의 흐름을 좋게 할 수 있어요...

1. 발의 해부학적 구조
2. 발의 중요 혈자리
3. 혈자리의 효능

1. 발의 해부학적 구조

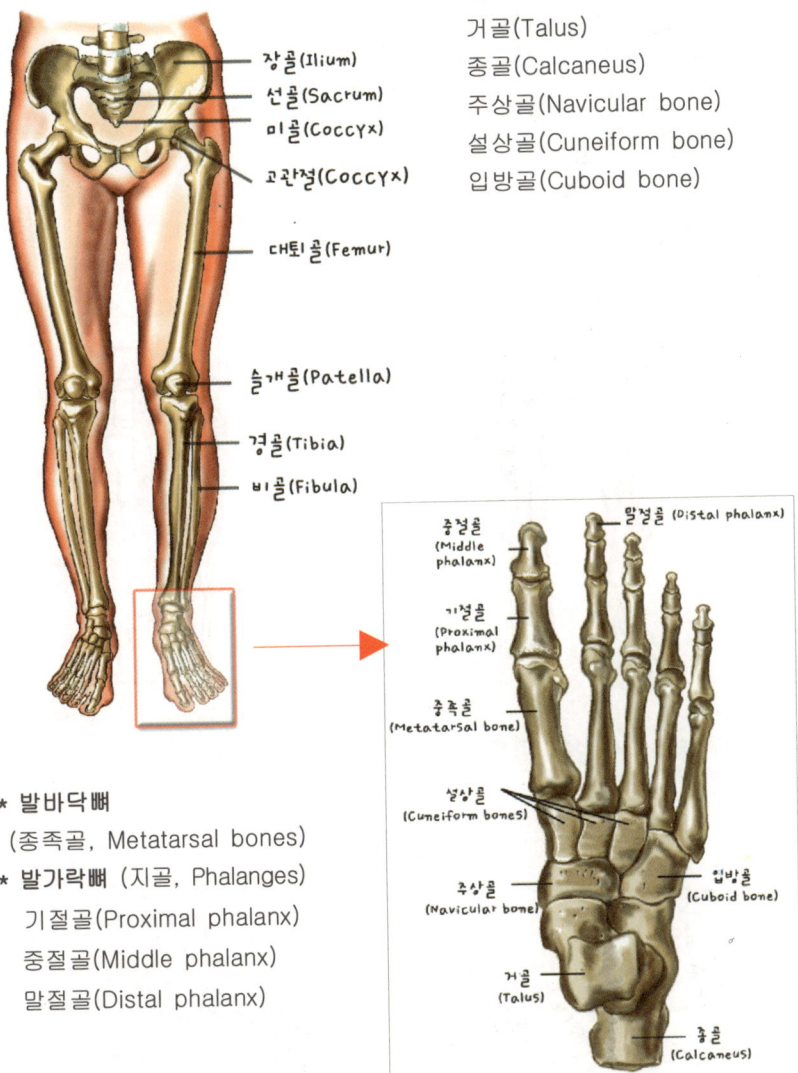

* 발목뼈(족근골, Tasal bones)
  거골(Talus)
  종골(Calcaneus)
  주상골(Navicular bone)
  설상골(Cuneiform bone)
  입방골(Cuboid bone)

* 발바닥뼈
  (종족골, Metatarsal bones)
* 발가락뼈 (지골, Phalanges)
  기절골(Proximal phalanx)
  중절골(Middle phalanx)
  말절골(Distal phalanx)

2. 발의 중요 혈자리

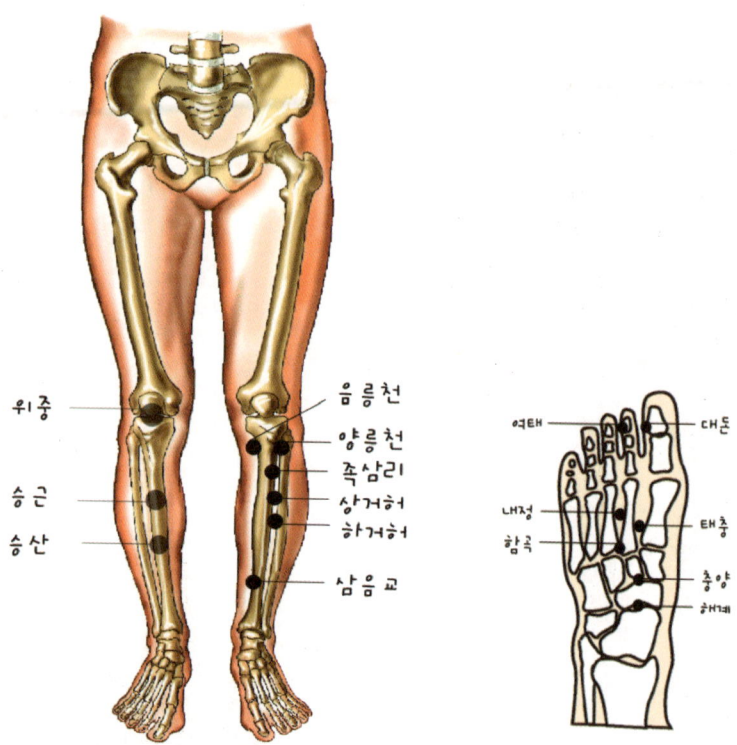

▶ 위중, 승근, 승산의 혈자리는 다리 뒤에 있습니다.

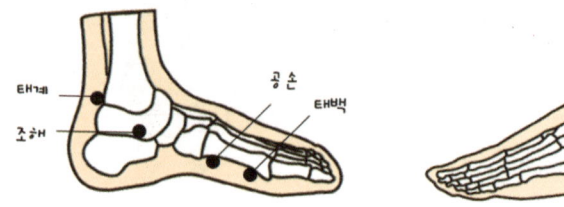

3. 혈자리의 효능

* 족양명위경(위장)
  해계(解溪) : 두통, 현훈, 변비
  충양(衝陽) : 위통, 구안와사, 치통
  함곡(陷谷) : 부종, 족배종통
  내정(內庭) : 치통, 코피, 설사
  여태(厲兌) : 치통, 복통, 열병
  상거허(上巨虛) : 복통, 설사, 하지마비
  하거허(下巨虛) : 요통, 설사, 이질
  족삼리(足三里) : 위통, 구토, 설사, 변비, 하지마비

* 족태양방광경(방광)
  위중(委中) : 요통, 하지마비, 구토
  승근(承筋) : 치질, 하지경련
  승산(承山) : 치질, 변비, 하지경련
  곤륜(崑崙) : 두통, 항강, 코피
  신맥(申脈) : 현훈, 두통, 불면증

* 족소양담경(담·쓸개)
  양릉천(陽陵泉) : 구토, 황달

* 족태음비경(비장)
  공손(公孫) : 위통, 구토, 설사, 이질
  태백(太白) : 위통, 설사, 변비, 치루
  음릉천(陰陵泉) : 설사, 황달
  삼음교(三陰交) : 대하, 불임, 양위

* 족궐음간경(간장)
  태충(太衝) : 두통, 현훈, 고혈압
  대돈(大敦) : 유뇨

* 족소음신경(신장)
  태계(太溪) : 월경불순, 유정
  조해(照海) : 변비, 불면증
  용천(涌泉) : 두통, 불면증 변비

Part 4.
62개의 반사구...

발에는 62개의 반사구가 있어요..
62개의 반사구와 대응되는 장기는 어떤 것이 있을까요?

1. 신장(腎臟) Kidney

신장이란?

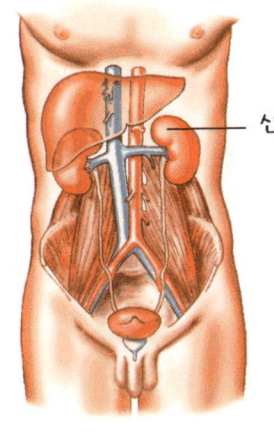

신장은 *복강후벽(腹腔後壁)의 상부에 있으며, *척주를 사이에 두고 양쪽에 1개씩 존재한다. 보통 제12흉추에서 제3요추 사이에 있으며, 좌측 신장보다 우측 신장이 좀 낮다. 길이 10cm, 넓이 5cm, 무게 100g정도이다.

기능은 신진대사의 결과 체내에 생기는 불필요한 물질을 오줌으로 배설하고 또한 체액과 수분, 염분의 균형을 유지하는 역할을 한다.

하루에 2500~3000㎖ 정도의 물을 마셔야 노폐물 배출이 원활해진다.

* 복강 : 인체에서 가장 큰 빈 공간으로 간, 담낭, 쓸개, 신장, 난소와 같은 소화관의 대부분이 들어있다.
* 척주 : 일반적으로 척추와는 틀리다. 척추는 척주를 이루는 뼈에 불과하다.

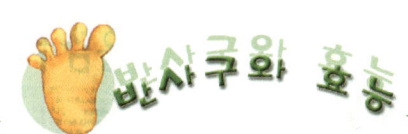

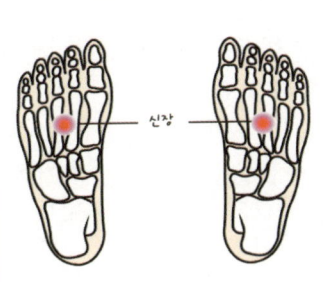

반사구 : 두 번째와 세 번째 발가락아래에 八자 모양으로 교차하는 지점 아래 오목하게 들어간 곳을 말한다.

효 과 : 신장질병, 고혈압, 빈혈, 만성기관지염, 이명, 현훈증, 수종 등에 쓰인다.

2. 부신(副腎) Adrenal gland

부신이란?

부신은 신상선(腎上腺)이라고도 하며, 신장 위에 삼각형 모양으로 되어져 있는 한 쌍의 내분비 기관이다. 크기는 넓이 4~5㎝, 높이 2~3㎝, 무게 7~8g 정도로 내측의 수질(髓質)과 외측의 피질로 구별된다.

부실수질에서 분비되는 호르몬은 *아드레날린과 *노르아드레날린이며, 부신 피질에서는 *알도스테론, *코르티손, *안드로겐을 분비한다.

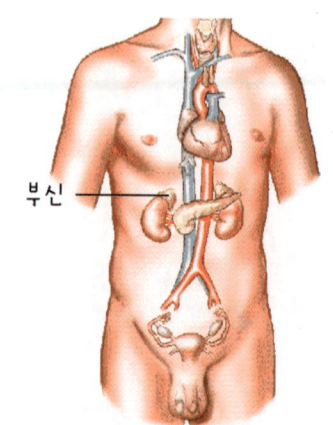

* 아드레날린(Adrenaline) : 에피네프린(Epinephrine)이라고도 하며 노르아드레날린과 함께 교감신경을 자극한다. stress를 받으면 무조건적으로 분비되어 우리 몸을 방어한다.
* 노르아드레날린(Noradrenaline) : 화를 내게 하거나 생체리듬을 만들어준다.
* 알도스테론(aldosterone) : 우리 몸의 수분과, 나트륨, 칼륨을 조절해준다.
* 코르티손(Cortisone) : 우리 몸의 면역력을 높이고 염증을 완화시킨다.
* 안드로겐(androgen) : 부신피질에서 가장 많이 분비되며 남성 생식계의 성장과 발달에 미치는 호르몬의 총칭을 말한다.

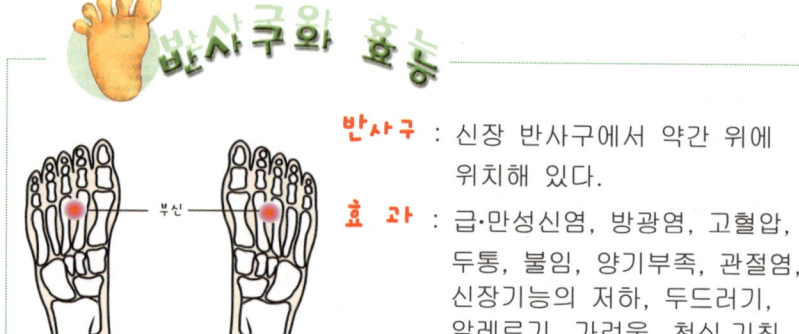

반사구 : 신장 반사구에서 약간 위에 위치해 있다.

효 과 : 급·만성신염, 방광염, 고혈압, 두통, 불임, 양기부족, 관절염, 신장기능의 저하, 두드러기, 알레르기, 가려움, 천식, 기침, 졸도 시 구급반사구로 쓰인다.

발책

3. 수뇨관(輸尿管) Ureter

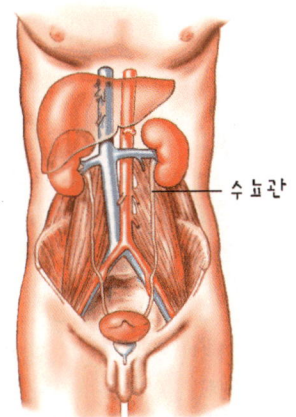

수뇨관이란?

　체내에서 만들어진 오줌을 방광까지 운반하거나 체외로 배출하는 관으로써 굵기 4~7㎜, 길이는 약 25~30㎝정도이다.

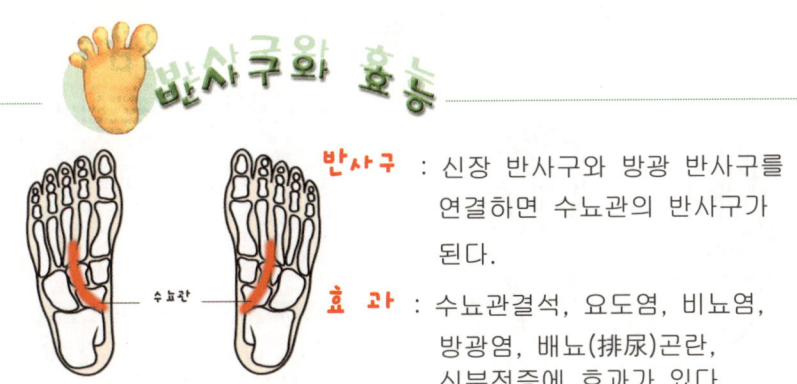

반사구 : 신장 반사구와 방광 반사구를 연결하면 수뇨관의 반사구가 된다.

효 과 : 수뇨관결석, 요도염, 비뇨염, 방광염, 배뇨(排尿)곤란, 신부전증에 효과가 있다.

4. 방광(放光) Bladder

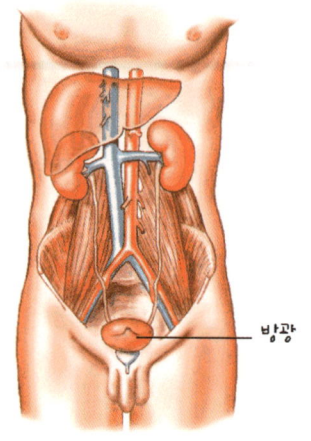

방광이란?

신장에서 보내는 요를 저장했다가 일정량이 되면 배출시키는 주머니 모양의 장기이다.

남성은 직장 앞에, 여성은 자궁과 질 윗부분 앞에 위치해 있으며, 방광의 용량은 성인 남자의 경우 약 600㎖이고 최대용량은 약 800㎖, 여성은 남성은 5/6정도라고 한다.

소변이 고이면 근육은 풍선처럼 부풀어 오르면서 그것이 일정한 크기가 되고 자율신경의 지배하에 요도의 괄약근이 열리면서 방출된다. 방광의 주요기능은 진액을 저장하여 소변을 주관하는 것이다.

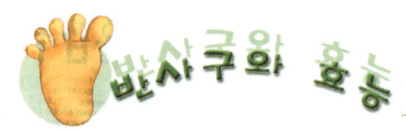

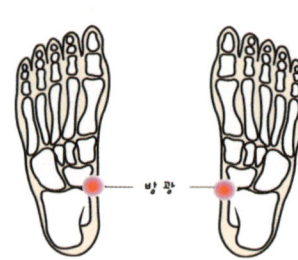

반사구 : 양쪽 발 안쪽 복숭아 뼈 아래에 약간 볼록 올라온 부위이다. 반사요법 시 소변의 양은 증가하며, 방광 괄약근 운동이 향상된다.

효 과 : 신장(腎臟), 수뇨관, 방광결석, 방광염과 기타 비뇨기계통의 질병에 효과가 있다.

5. 전두동(前頭洞)
Frontal sinuse

전두동이란?

코 안에는 부비강이라는 공기 주머니가 들어있는데, 상악동(上顎洞), 전두동(前頭洞), 사골동(篩骨洞), 접형골동(蝶形骨洞) 네 개의 부분으로 되어져있다.

전두동은 전두골의 미간부에 있는 한쌍의 공기 주머니로, 바이러스 또는 세균에 의해 염증을 발생시키게 되면, 두통 혹은 부비강염, 축농증이 일어난다.

감기에 걸렸을 때 콧소리가 나는 것은 전두동이 감염되어서 이다.

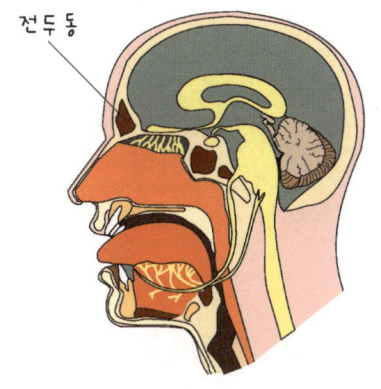

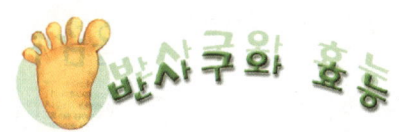

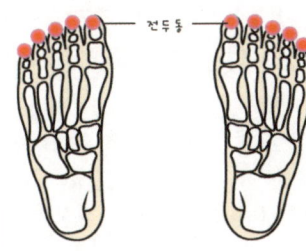

반사구 : 양쪽발가락 10곳에 위치하며 발가락의 맨 끝부분이다.

효　과 : 두통, 현기증, 불면증, 눈, 귀, 감기, 비염, 코의 병증에 효과가 있다.

6. 뇌하수체 (腦下垂體)
Pituitary gland

뇌하수체란?

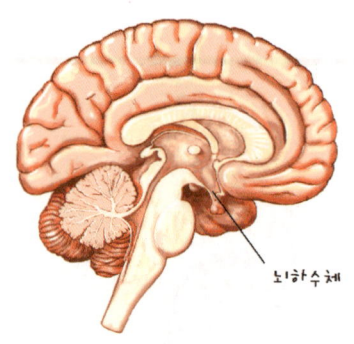
뇌하수체

뇌하수체는 두개강(頭蓋腔) 밑부분에 있는 접형골(蝶形骨) 터키안 속에 위치해 있으며, 길이 9~11㎜, 넓이 7~9㎜, 높이 6~8㎜, 무게0.8~0.9g의 내분비기관이다.

뇌하수체는 전엽, 중엽, 후엽의 세 부분으로 나누어볼 수 있는데, 전엽에서는 *성장호르몬, *갑상선자극호르몬, *부신피질자극호르몬, *난포자극호르몬, *황체형성호르몬, *유선자극호르몬(프로락틴)등이 분비되며, 중엽에서는 *멜라닌세포자극호르몬, 후엽에서는 *옥시토신과 *항이뇨호르몬(바소프레신)이 분비된다.

* **성장호르몬**: 성장을 촉진하는 호르몬으로써 성호르몬이 분비되기 전까지 분비된다.
* **갑상선자극호르몬**: 갑상선의 호르몬 생성과 분비를 촉진하는 호르몬이다.
* **부신피질자극호르몬**: 부신피질을 자극하고, 코티존과 젖의 분비를 촉진한다.
* **난포자극호르몬**: 난소 여포를 성숙시키며 여포 호르몬의 분비를 촉진하는 작용을 한다.
* **황체형성호르몬**: 배란후의 황체형성을 촉진하는 호르몬이다.
* **유선자극호르몬**: 젖의 생성과 분비를 촉진시킨다.
* **멜라닌세포자극호르몬**: 우리 몸의 색을 만드는 멜라닌 형성을 촉진한다.
* **옥시토신**: 자궁을 수축시켜 분만을 촉진하는 호르몬이다.
* **항이뇨호르몬**: 체내의 수분조절과 더불어 혈압을 조절한다.

반사구와 효능

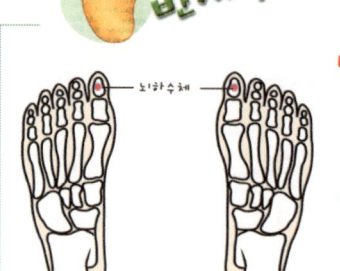
뇌하수체

반사구: 엄지발가락 중앙에 지문이 소용돌이치는 지점에 위치하고 있다.

효 과: 소아 성장 발육불량, 유뇨증, 갱년기, 비만, 당뇨, 기미, 여드름에 좋은 효과가 있다.

발책

7. 소뇌(小腦)
Drerbellum

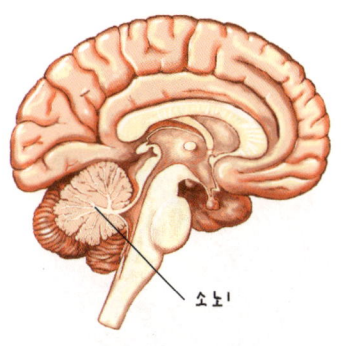

소뇌란?

　소뇌는 중뇌의 뒤쪽에 위치하고 있으며 무게는 약 120g~150g정도로 대뇌의 약 1/8의 크기이다.

　소뇌는 우리 몸의 평형감각과 근육운동을 조절하는 역할을 하는데, 소뇌에 이상이 생기면 자세를 바로하거나 걸을 수 없게 된다. 그리고 소뇌 반구가 손상을 입으면 손상을 입은 쪽 팔다리의 운동이 제대로 되지 않는다.

　소뇌 반구에 종양이 생기면 환측(患側)과 같은 방향으로 머리를 기울이게 된다.

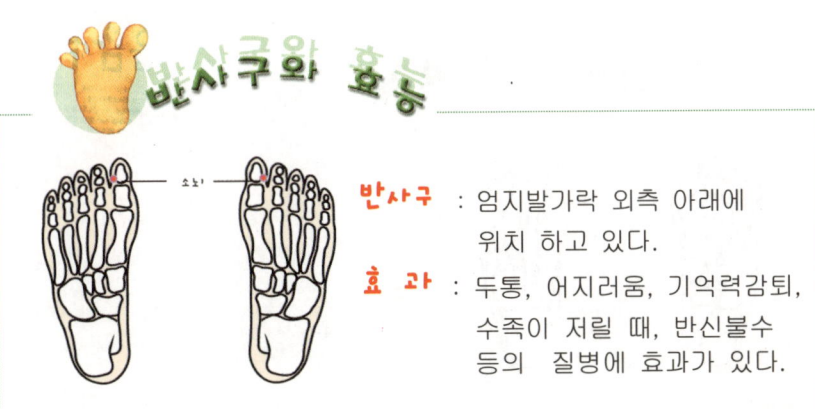

반사구 : 엄지발가락 외측 아래에 위치 하고 있다.

효　과 : 두통, 어지러움, 기억력감퇴, 수족이 저릴 때, 반신불수 등의 질병에 효과가 있다.

8. 삼차신경(三叉神經)
Trigeminal nevrve

3차신경이란?

뇌로부터 뻗어 나온 *12쌍의 말초신경 중에 5번째 신경이며, 뇌신경 중 가장 큰 신경이다.

굵은 지각근(知覺根)과 가는 운동근(運動根)으로 구성된다. 지작근은 안면의 피부, 비강 및 구강의 점막, 치아등에 분포하면서 그 지각을 조절하고, 운동근은 저각극 기타 약간의 작은 근육의 운동을 조절한다.

시신경, 상악(위턱)신경, 하악(아래턱)신경의 갈래를 일컬어 삼차신경이라 지칭한다.

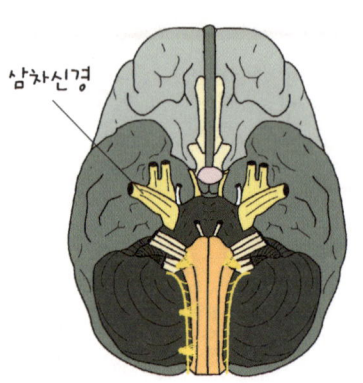

* 12쌍의 뇌신경

1. 후신경(嗅神經),   2. 시신경(視神經),   3. 동안신경(動眼神經),
4. 활차신경(滑車神經),   5. 삼차신경(三叉神經),   6. 외전신경(外傳神經),
7. 안면신경(顔面神經),   8. 청신경(聽神經),   9. 설인신경(舌咽神經),
10. 미주신경(迷走神經),   11. 부신경(副神經),   12. 설하신경(舌下神經)

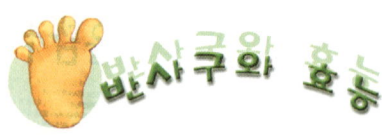

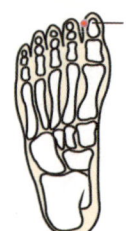
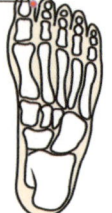

반사구 : 양쪽 엄지발가락 외측 윗부분 발톱 옆에 위치해 있다.

효 과 : 편두통, 치통, 눈·볼·입·코 주위의 통증에 효과가 있다.

발책

9. 코(鼻) Nose

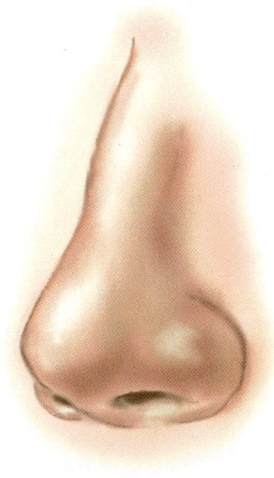

우리 코는?

코는 후각(嗅覺)을 담당하는 감각기관이다. 해부학적으로는 안면에서 돌출한 코와 그 내부를 구성하는 비강(鼻腔)으로 이루어져있다. 사람의 코는 3개의 면을 가지는 추체형상(錐體形象)으로, 그 밑면은 폐직기관(코, 기관지, 폐)을 이루는 중요한 기관으로 공기의 흡입과 배출 냄새를 감지하는 신경이 발달되어 있다.

비강내 비 점막은 호흡부와 후부(嗅部)로 나누어진다. 양자의 경계는 명확하지 않으며 개인적인 차가 있다. 호흡부는 비강 하부점막의 대부분이고, 혈관 분포가 매우 촘촘하며 담홍색을 띈다.

반사구와 효능

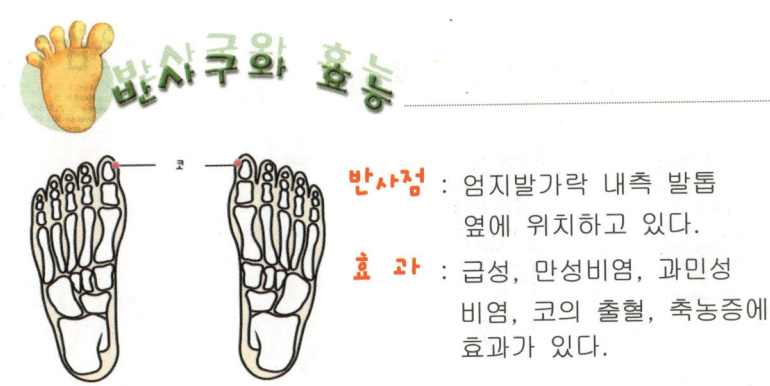

반사점 : 엄지발가락 내측 발톱 옆에 위치하고 있다.

효 과 : 급성, 만성비염, 과민성비염, 코의 출혈, 축농증에 효과가 있다.

10. 대뇌(大腦) Cerebrum

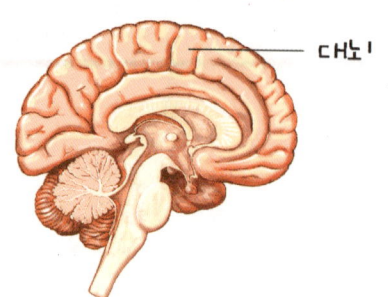

대뇌란?

대뇌는 뇌의 약 90%를 차지하며, 정신상의 중요한 기능을 담당하고 있다.

시각, 후각, 미각, 청각과 함께 언어, 창조, 학습, 지각등의 영역을 주관하는 기능을 형성 한다

대뇌는 분홍색이고 윤기가 있어야 정상인데, 질병이 있으면 푸른색을 띄며, 중풍일 경우 자색을 띈다.

* 대뇌피질이란?

1~5mm의 두께로 90~150억개의 신경세포가 있는 것으로 신체의 말단에서 보내는 정보를 수집·정리·판단하여 명령을 보내는 것이다.

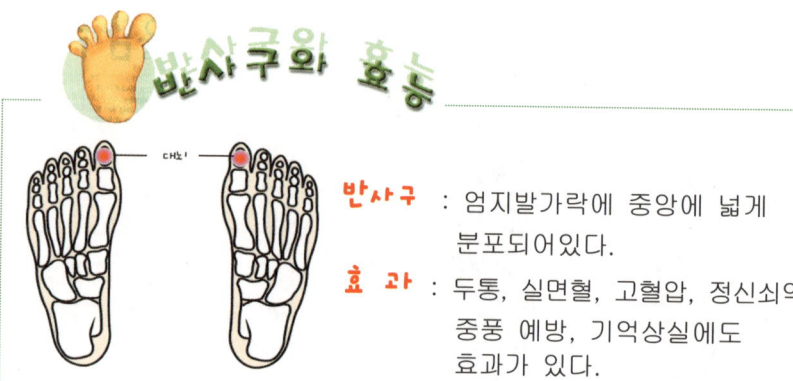

반사구 : 엄지발가락에 중앙에 넓게 분포되어있다.

효 과 : 두통, 실면혈, 고혈압, 정신쇠약 중풍 예방, 기억상실에도 효과가 있다.

발책

11. 목과 근육 Neck & Muscle

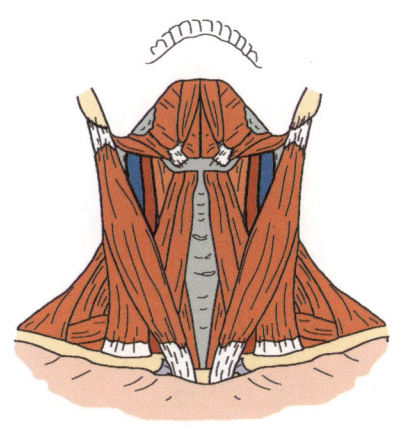

목과 근육은?

목의 해부학적 범위는 하악(下顎)의 아래쪽 가장자리와 악관절(顎關節)· 유양돌기·외후두 융기를 있는 선이 위쪽경계가 되고, 흉골 상연과 쇄골상연에서 등쪽으로 경계가 된다. 목과 근육은 경추를 움직이는 근섬유로써 뇌로 가는 신경과 혈관을 보호 한다.

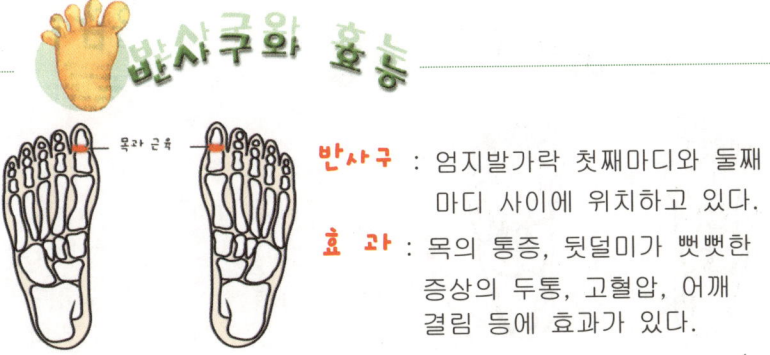

반사구 : 엄지발가락 첫째마디와 둘째 마디 사이에 위치하고 있다.

효 과 : 목의 통증, 뒷덜미가 뻣뻣한 증상의 두통, 고혈압, 어깨 결림 등에 효과가 있다.

12. 경추(頸椎)
Cervical vertebra

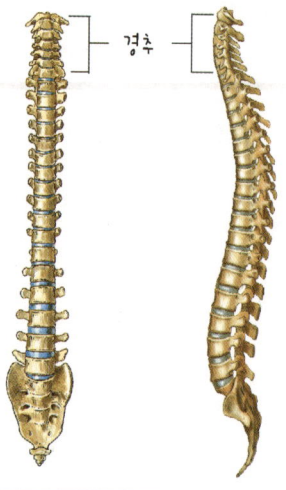

경추란?

경추란 목등뼈라고도 하며, 척추 윗부분의 7개의 뼈를 말한다.

경추 속에 있는 척수강으로는 뇌에서 사지로 전달하는 운동신경, 사지와 몸통 각 기관에서 뇌로 전달하는 감각신경들이 척수로 되어 지나간다. 경추 앞쪽으로는 심장박동·호흡·소화기능을 조절하는 자율신경, 양쪽에는 대뇌에 혈액을 공급하는 동맥이 있다.

* 경추와 연결된 신경이 미치는 영향과 증상

제1경추 : 머리로의 혈액공급, 뇌하수체선 → 고혈압, 신경과민, 편두통
제2경추 : 눈, 시신경, 청신경 → 축농증, 시력장애, 눈주위 통증
제3경추 : 뺨, 외이, 얼굴뼈, 치아 → 신경통, 여드름, 습진
제4경추 : 코, 입, 입술, 유스타키씨관 → 콧물, 편도선증식, 비대증
제5경추 : 성대, 인후선, 인두 → 후두염, 목쉼
제6경추 : 목근육, 어깨, 편도선 → 편도선염, 후두염, 만성기침
제7경추 : 갑상선, 어깨안의 점액낭, 팔꿈치 → 감기

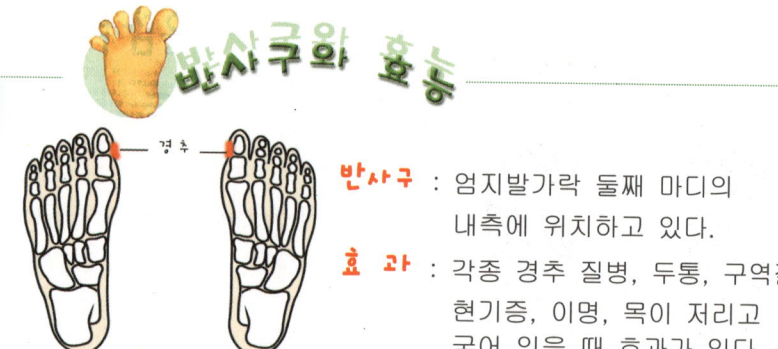

반사구 : 엄지발가락 둘째 마디의 내측에 위치하고 있다.

효 과 : 각종 경추 질병, 두통, 구역질, 현기증, 이명, 목이 저리고 굳어 있을 때 효과가 있다.

13. 부갑상선(副甲狀腺)
Parathyroid gland

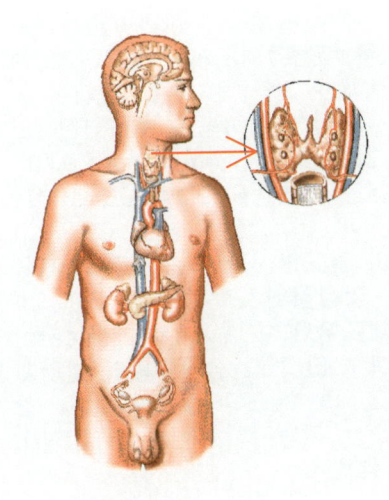

부갑상선이란?

　　부갑상선은 상피소체(上皮小體)라고도 하며, 0.2~0.5g 정도의 작은 크기로 갑상선 상하좌우에 붙어있는 내분비기관이다.
　　부갑상선은 갑상선에 붙어있기 때문에 이름이 그렇게 붙여졌으나 기능은 갑상선과 틀리며 주로 체액의 칼슘과 인의 대사를 조절한다.
　　부갑상선이 정상적으로 활동하지 않거나 제거되면 혈액 속의 칼슘이 감소되고 전신에 특이한 근육경련증세가 일어난다. 유아의 경우는 뼈의 발육이 늦어지고, 성인은 뼈의 형성이 불량해진다. 부갑상선에 종양이 생기면 기능이 항진되어 혈액 속의 칼슘이 많아지고, 반면 뼈의 칼슘이 감소되어 골절이나, 골연화를 일으키기 쉽다.

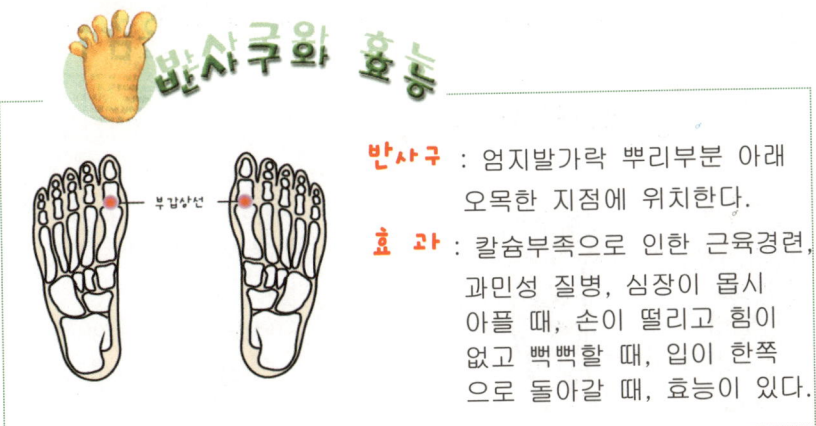

반사구 : 엄지발가락 뿌리부분 아래 오목한 지점에 위치한다.

효 과 : 칼슘부족으로 인한 근육경련, 과민성 질병, 심장이 몹시 아플 때, 손이 떨리고 힘이 없고 뻑뻑할 때, 입이 한쪽으로 돌아갈 때, 효능이 있다.

14. 갑상선(甲狀腺)
Thyroid gland

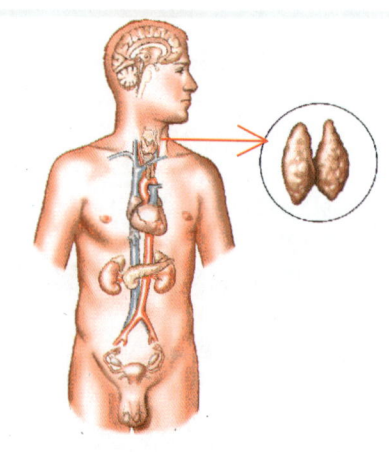

갑상선이란?

후두(喉頭)의 전면 갑상연골(甲狀軟骨) 아래에 있으며 인체에서는 가장 큰 내분비선이다.

갑상선의 기능이 저하되면 *크레티증(Cretinism)을 나타내며, 심장의 박동이 느려지고, 피부온도가 낮아지고 피부가 건조해지며 탈모현상과 부종이 일어난다.

갑상선의 기능이 항진되면 *바세도우씨병(Basedow's disease)이 나타나며, 심장박동이 빨라지고, 피부온도가 올라가는 등 갑상선 기능저하와는 반대 증상이 나타난다.

* **크레티증(Cretinism)** : 태어날 때부터 갑상선 호르몬이 부족하여 지능발달이 안되고, 성장이 늦으며 독특한 얼굴 형태를 띠게 되는 선천성 갑상선 기능저하증이다.

* **바세도우씨병(Basedow's disease)** : 갑상선 기능 항진으로 인해 나타나는 병으로 피로하기 쉽고, 체중이 감소하여 여위고 숨이 차고, 손발의 떨림, 땀을 잘 흘리며, 불안스러워 한다. 월경불순, 미열, 설사를 하며, 갑상선이 커지고, 눈이 튀어나오며, 피부색이 약간 검어지는 것이 그 증상이다.

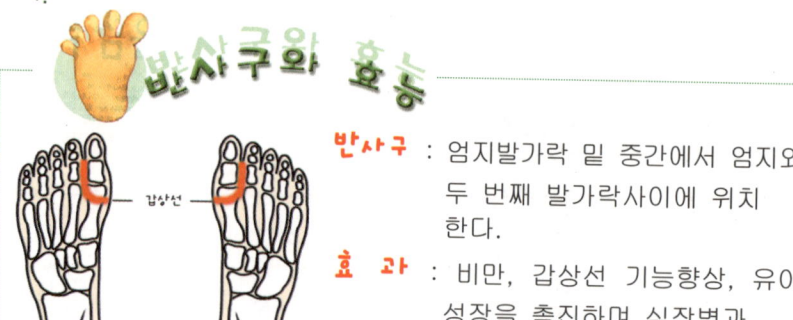

반사구 : 엄지발가락 밑 중간에서 엄지와 두 번째 발가락사이에 위치한다.

효 과 : 비만, 갑상선 기능향상, 유아성장을 촉진하며 심장병과 갑상선 비대에 효과가 있다.

15. 눈(眼) Eye

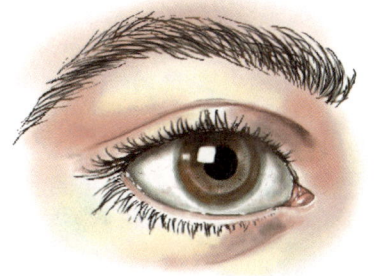

우리 눈은?

빛의 강약 및 파장을 감지하는 기관으로, 단순히 명암만을 감지하는 것에서부터 빛의 방향을 알아내는 것 까지 주관한다. 반사구는 시력향상과 노안, 백내장, 녹내장, 결막염을 억제시키는 힘이 있다. 발이 피로하면 충혈 되고 눈꼽이 낀다

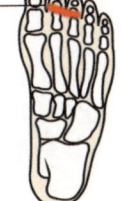 반사구와 효능

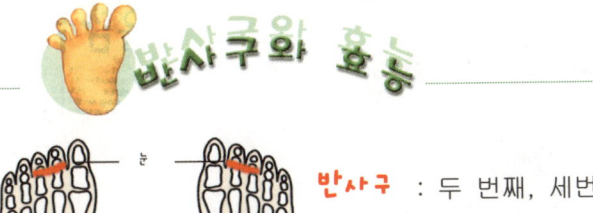

반사구 : 두 번째, 세번째 발가락 뿌리 부분에 위치하고 있다.

효 과 : 각막염, 근시, 노안화, 백내장, 안구질환에 효과가 있다.

16. 귀(耳) Ear

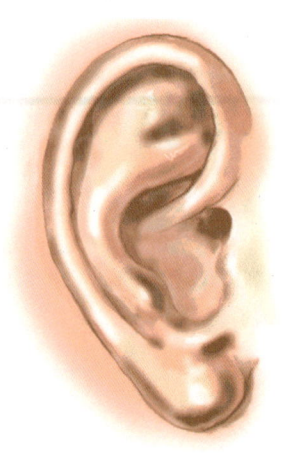

우리 귀는?

귀는 청각 수용기 또는 평형 청각기의 속칭으로 청각과 평형각을 관장하는 감각기이다. 청각기는 외이·중이·내이 3부분으로 나누어지는데 여러 가지 기능을 하고 있다.

우리가 일반적으로 귀라고 부르는 부분은 **외이**의 이개(耳介:귓바퀴) 부분을 일컷는 것이다.

중이는 높은 곳을 올가가게 되면 귀가 먹먹해지는데 이것은 중이의 이관이 닫혀있어 외부의 압력을 조절하지 못해 나타나는 것이다.

또한 **내이**에는 달팽이관이 있어 들을 수 있는 것이며, 태아 3개월 때부터 소리를 듣게 된다.

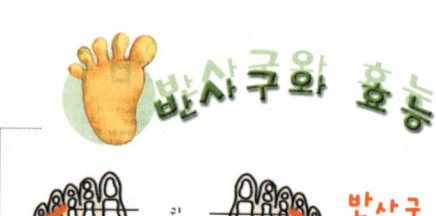

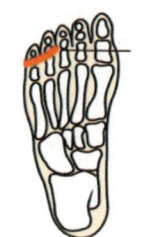 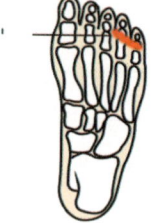

반사구 : 4번째, 5번째 발가락의 뿌리 부분을 말한다.

효 과 : 중이염, 귀먹이등 각종 귀 부위의 질환과 코, 목, 염증 등을 치료하는데 효과가 있다.

 발책

17. 승모근(僧帽筋)
Trapezius Muscle

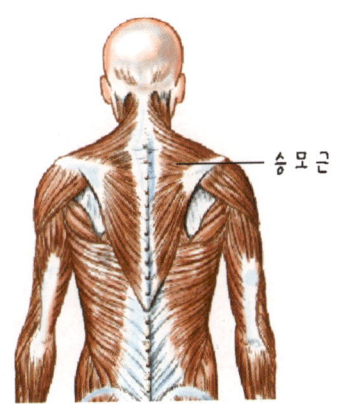

승모근이란?

   승모근은 상배부에 있는 삼각형의 큰 근육으로써 후두부, 경부(頸部).
   배면정중부(背面正中部)에서도 시작하여 외측으로 모여서 쇄골(鎖骨)과 견갑골에 붙어 있다.
   삼각근이라고도 하고 목과 어깨에 걸쳐 넓게 단단한 근육으로 구성되어있다. 승모근은 목의 운동과 팔의 근육, 심장과 폐의 기능에도 영향을 미친다. 승모근이 긴장되면, 두통과 고혈압 또는 저혈압을 일으킨다.

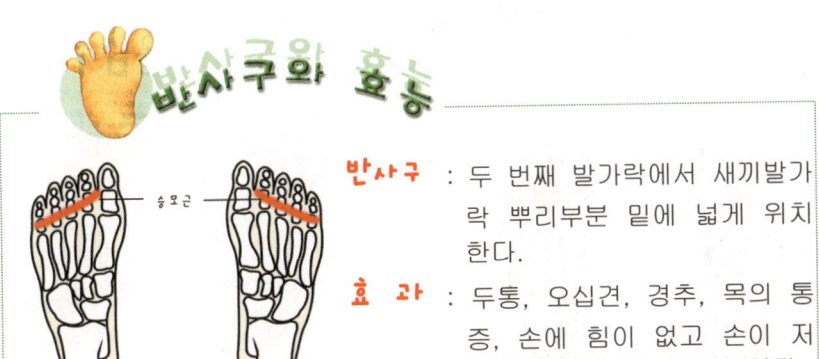

반사구 : 두 번째 발가락에서 새끼발가락 뿌리부분 밑에 넓게 위치한다.

효 과 : 두통, 오십견, 경추, 목의 통증, 손에 힘이 없고 손이 저리고 마비될 때 효과가 있다.

18. 폐(肺) 기관지(氣管支)
Lung & Breonch

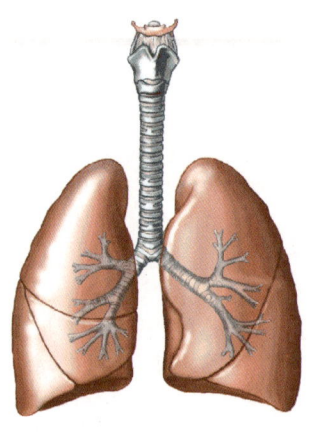

폐란?

폐는 인체의 호흡기관으로 전체적으로 볼 때 반 원추형으로, 좌우 1쌍이 있는데 종격(縱隔)을 사이에 두고 마주 대하여 흉강의 대부분을 차지한다. 횡격막 근육의 운동으로 혈액을 통하여 산소를 전신에 공급하고 체내독소와 이산화탄소 등을 배출시킨다.

기관지란?

기관이 좌우로 갈라진 곳에서부터 폐문에 이르기까지의 부분으로써, 우기관지는 길이가 약 1.5cm이고 좌기관지의 길이는 약 1cm정도이다.

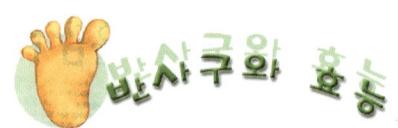

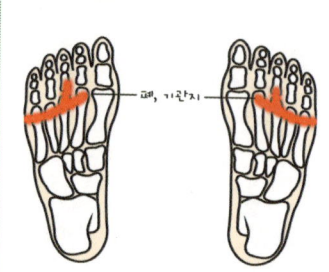

반사구 : 폐 반사구는 두 번째 발가락에서 새끼발가락 밑에 볼록한 부분 에 넓게 위치하고 있으며, 기관지 반사구는 세 번째 발가락 쪽으로 살짝 올라와 있다.

효 과 : 기관지염, 천식, 가슴이 답답할 때, 가래 등에 효과가 있다.

19. 심장(心腸) Heart

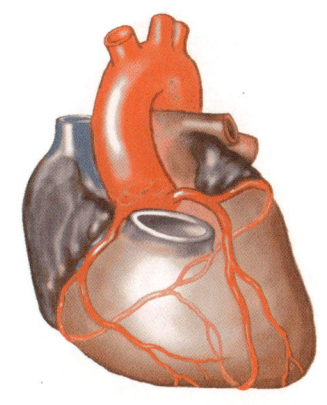

심장이란?

염통이라고도 한다. 체내의 혈액 순환을 위해서 혈액에 압력과 유속을 주는 동력을 일으키며, 주기적인 수축과 이완을 되풀이함으로서 펌프 구실을 한다.

심장의 작용은 펌프와 비슷해서 수축하여 혈액을 동맥 속으로 밀어내고, 확장하여 정맥에서 오는 혈액을 내강에 채운다. 이때 판막의 개폐가 순차적으로 이루어져서 혈액의 역류를 막아 펌프 작용이 원활하게 된다.

이산화탄소와 산소의 교환, 정맥혈과 동맥혈의 분리, 신체 각 조직과 기관으로 에너지(영양)공급과, 노폐물의 배출에 커다란 힘을 발휘한다.

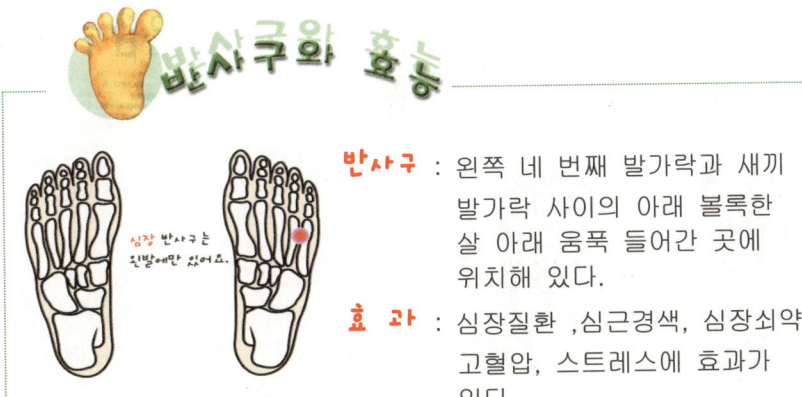

반사구 : 왼쪽 네 번째 발가락과 새끼 발가락 사이의 아래 볼록한 살 아래 움푹 들어간 곳에 위치해 있다.

효 과 : 심장질환 ,심근경색, 심장쇠약, 고혈압, 스트레스에 효과가 있다.

20. 비장(脾臟) Spleen

비장이란?

비장은 횡격막과 왼쪽 신장과의 사이에 있는 장기로 지라라고도 한다. 암적색의 넓은 콩 모양의 형태로 길이는 약 10cm이고 폭은 약 7cm이며 무게는 80~120g 정도로 된 장기이다.
림프구를 만들고 노쇠한 적혈구를 파괴한다.
골수의 조혈작용과 함께 혈액을 조절하고 백혈구와 림프구기능을 강화시켜 면역력을 증강시킨다.

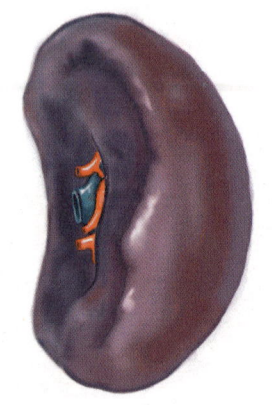

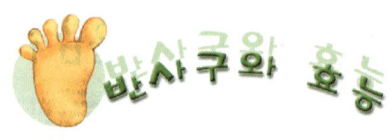

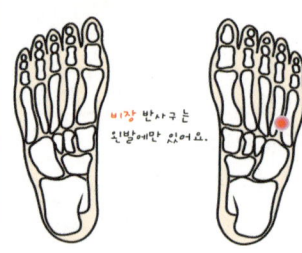

비장 반사구는 진발에만 있어요.

반사구 : 심장 반사구 보다 약간 아래에 위치한다.

효 과 : 빈혈, 고혈압, 근육통증, 식중독, 입술염증, 식욕부진, 소화불량, 항암작용, 피부병, 피부염에 효과가 있다.

 발책

21. 위(胃) Stomach

위장이란?

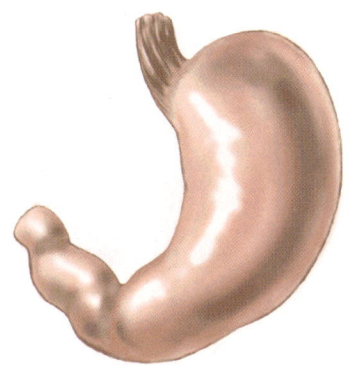

인체의 왼쪽 횡격막 아래 위치하며 모양과 크기는 위가 음식물로 차있는지 어떤지, 또는 체위(體位)와 개인차 등에서 다르다.

위의 용량은 약 1,500cc이며, 음식물은 3~4시간동안 위내장에 머물면서 많은 양의 위액과 위산, 효소의 화학적 작용과 위의 연동운동을 통해 분해 되어 십이지장을 통해 소장으로 보내진다.

반사구와 효능

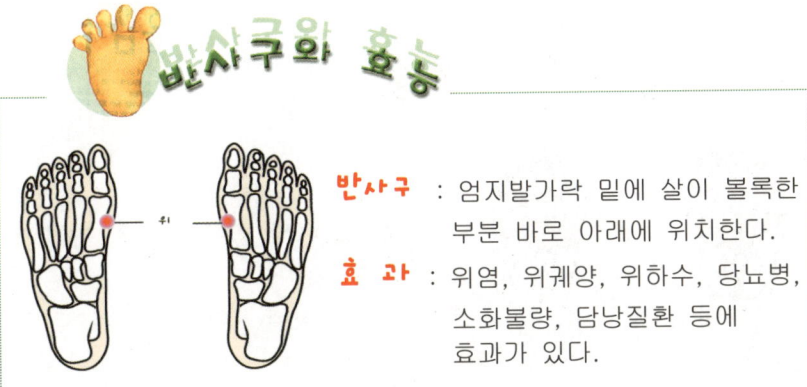

반사구 : 엄지발가락 밑에 살이 볼록한 부분 바로 아래에 위치한다.

효 과 : 위염, 위궤양, 위하수, 당뇨병, 소화불량, 담낭질환 등에 효과가 있다.

발책

22. 췌장(膵臟) Pancreas

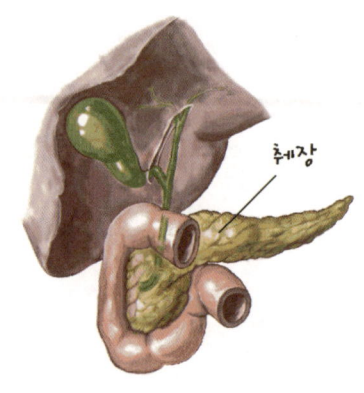

췌장이란?

췌장은 위의 뒤쪽에 있는 길이 약 15cm의 가늘고 긴 장기로 이자라고도 한다.

췌장은 위장에서 분해 된 음식물의 소화 영양흡수를 이루는 효소를 생산·분비시키며 혈액 속의 당을 에너지로 전환시킨다.

랑게르한스섬(Langerhans)에서 분비되는 글리코겐과 인슐린(Insulin)은 에너지를 조절한다.

췌장에서 인슐린이 너무 적게 분비되면 탄수화물을 당으로 전환할 수가 없게 되어 당뇨병이 발생하게 되고 많이 분비되면 저혈당 증세가 발생하게 된다.

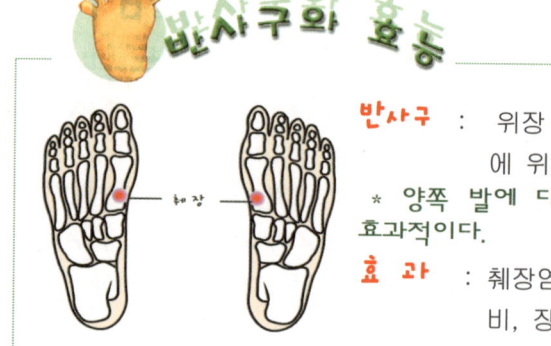

반사구 : 위장 반사구 바로 아래 부분에 위치해 있다.
* 양쪽 발에 다 있으나 왼쪽 발이 더 효과적이다.
효과 : 췌장염, 소화불량, 당뇨병, 변비, 장염, 설사에 효과가 있다

23. 십이지장(十二指腸) Duodenum

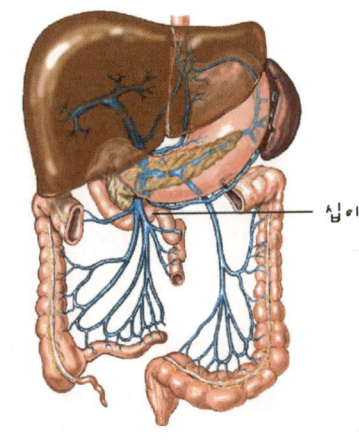

십이지장이란?

십이지장이란 손가락12개를 옆으로 늘어놓은 길이가 된다고 하여 이 이름이 붙여졌으나 실제는 그보다 길며 소장의 일부로 위의 유문에서 공장에 이르는 말굽 모양의 장기이다.

췌장에서 배출된 효소와 쓸개즙이 배출되는 담도관이 연결되고 있어 소화기계의 영향흡수에 중요한 역할을 맡는 기관이다.

2개의 유두가 중앙에 있어 간장으로부터 담즙과 췌장으로부터 췌액이 들어와 음식물을 소화시키기 쉬운 상태로 만들어 소장으로 보내는 역할을 한다.

반사구와 효능

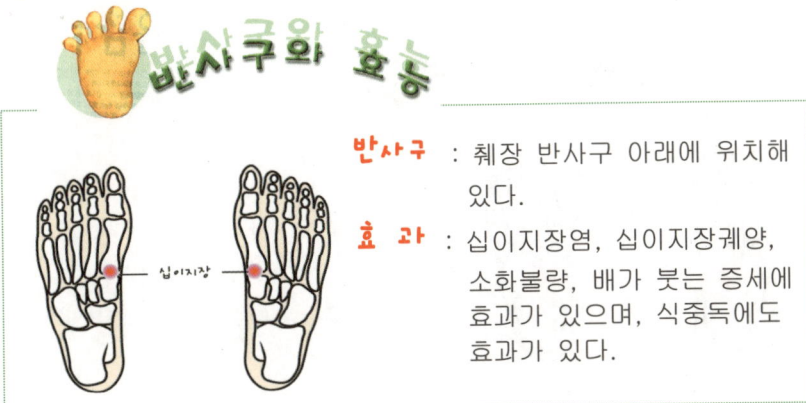

반사구 : 췌장 반사구 아래에 위치해 있다.

효 과 : 십이지장염, 십이지장궤양, 소화불량, 배가 붓는 증세에 효과가 있으며, 식중독에도 효과가 있다.

24. 소장(小腸)
Smal intestines

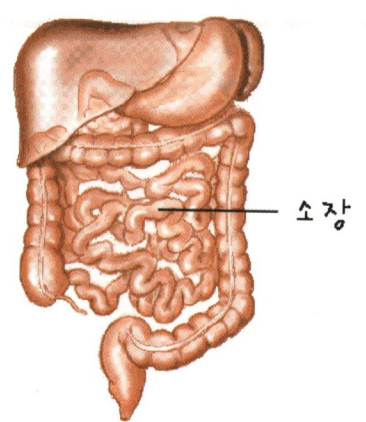

소장이란?

　소장은 위와 대장 사이에 있는 길이 6~7m정도의 소화관으로 십이지장, 공장(工場), 회장(回腸)의 세 부분으로 구분된다.
　소장의 기능은 장을 운동시켜 내용물을 혼합시키고 대장으로 이동시키며, 소화효소를 분비하고 위액을 중화시켜 소장을 보호하며, 소화된 영양분을 흡수한다.

반사구와 효능

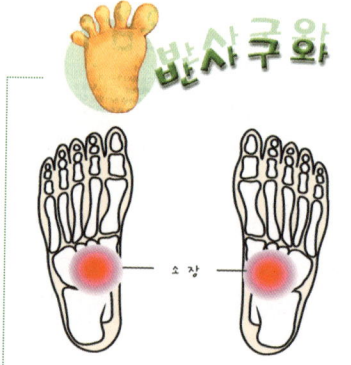

반사구 : 발바닥 중앙하단 부분에 넓게 위치해 있다.

효　과 : 소장 염증, 복부팽만감, 설사, 기생충감염, 비만에 효과가 있다.

25. 횡행결장(橫行結腸)
Transversme colon

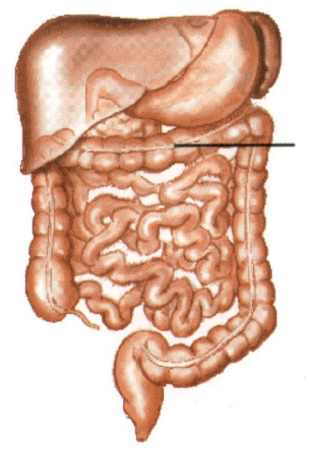

횡행결장이란?

　횡행결장은 우리가 알고 있는 대장의 일부분이다.
　대장은 맹장·결장·직장의 세부분으로 나누어져있고, 결장은 상행·횡행·하행·S상결장으로 나누어져 있는데 횡행결장의 길이는 약 50㎝ 정도로 우결장곡에서 좌신장 앞, 비장 아래 끝 안쪽의 좌결장곡까지 거의 수평으로 십이지장 앞쪽에 있다.

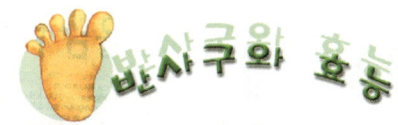

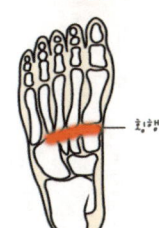

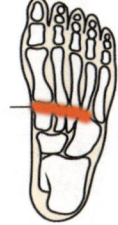

반사구 : 발바닥 중족골 뿌리 부분을 가로 횡단하는 곳에 위치한다.

효 과 : 변비, 설사, 복통, 장염 등에 효과가 있다.

26. 하행결장(下行結腸)
Descending colon

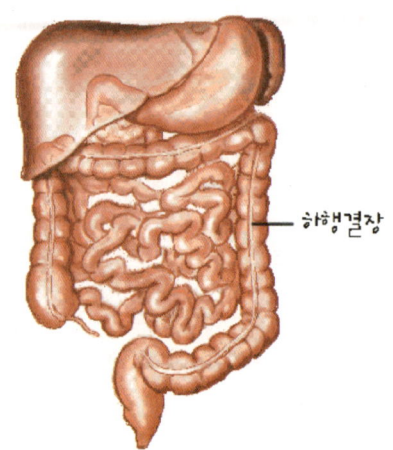

하행결장이란?

하행결장의 길이는 25cm정도로 좌결장곡에서 거의 정중선 방향으로 요방형근(要方形筋)과 좌신장의 외측면을 행하여 좌장골까지 내려와 S상결장으로 이어지는데 아직 S상결장으로 이어지는 부위는 정확하지 않다.

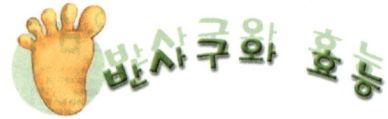

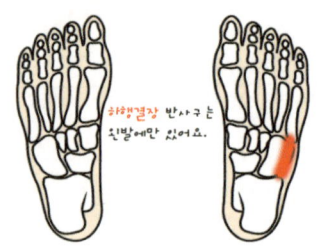

반사구 : 제 5중족골 끝나는 부분에서 입방골까지 길게 연결되어 있다.

효 과 : 횡행결장과 같은 효과가 있다. 설사 및 장염치료에 효과가 좋다.

발책

27. S상결장(S像結腸)
Sigmoid colon

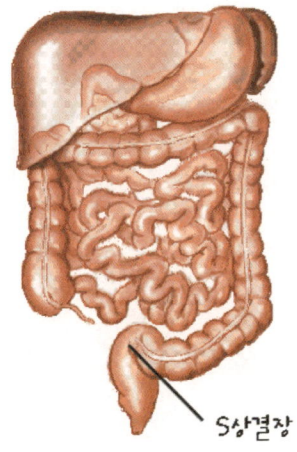

S상결장이란?

S상결장은 위치와 길이가 일정하지 않으나, 길이는 대체로 45㎝정도이며, 좌대요근(左大腰筋) 앞쪽에 있고 몸의 중앙부를 향해 대체로 S자 모양으로 만곡하여 직장으로 연결된다.

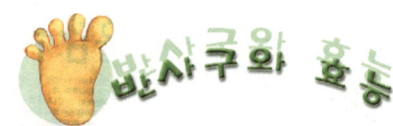

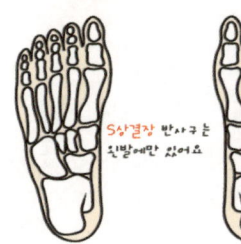

반사구 : 왼쪽 발바닥 종골 새끼 발가락과 검지 발가락 밑에 까지 위치해 있다.

효 과 : 변비, 치질, 설사, 복통에 효과가 좋다.

28. 항문(肛門) Anus

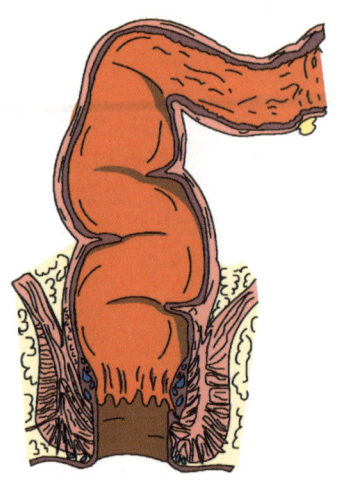

항문이란?

항문은 소화관의 최하부로서 직장(直腸)의 개구부에 해당하며 음식물 찌꺼기를 일시 모아두는 직장과 연결되고 근육운동은 대변을 배출시키는데 중요한 역할을 한다.

남성의 경우 방광과 전립선에 근접해 있고, 여성은 자궁과 질에 가깝다. 변비는 성기능에 나쁜 영향을 미친다.

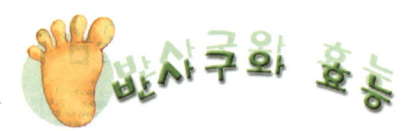

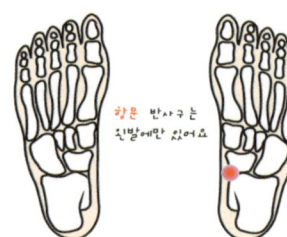

반사점 : 왼쪽 발바닥 종골 내측 끝부분에 위치해 있다.
효 과 : 직장암, 항문주위 염증, 치질, 대변에 피가 섞이는 증세에 효과가 있다.

29. 간(肝) Liver

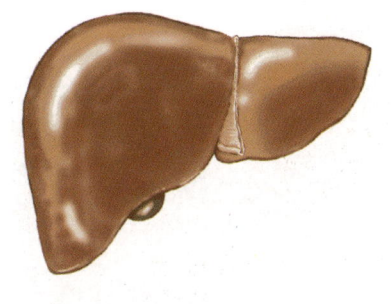

간이란?

　간이란 간장이라고도 하며 횡격막의 바로 아래, 복강 오른쪽 위에 있는 소화기관으로 무게는 1~1.5kg정도이다.

　인체에서 가장 크고 튼튼한 장기로써 복부의 우측 횡격막 아래에 자리한다.

소장에서 흡수된 독성을 중화시키며, 담즙의 생산, 영양소의 저장, 탄수화물 또는 단백질과 지방의 대사작용을 수행하고 담낭을 거느린다.

* 간장의 4대기능
1. 영양조절과 저장작용
2. 해독작용
3. 적혈구의 분해작용
4. 체온의 유지작용

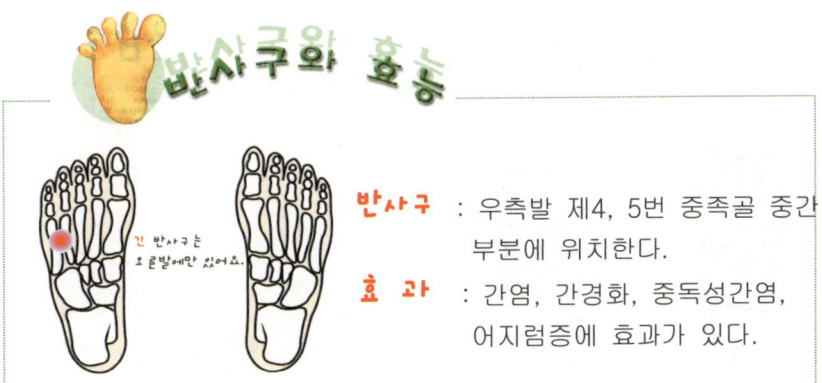

반사구 : 우측발 제4, 5번 중족골 중간 부분에 위치한다.

효　과 : 간염, 간경화, 중독성간염, 어지럼증에 효과가 있다.

30. 담낭(膽囊) Gall bladder

담낭이란?

담낭은 간에서 분비된 쓸개즙을 저장하는 주머니로써 쓸개라고도 한다. 가지모양을 하고 간(肝) 아랫면의 담낭와(膽囊窩)에 끼여 있다.

쓸개의 넓은 밑부분은 전하방(前下方)을 향하고, 제 9 ~ 10 늑 연골 아래쪽에서 간(肝)앞 가장자리로부터 튀어나와 있다. 담낭의 길이는 약 7.5cm로써 간에서 분비된 담즙을 농축저장 시킨다.

담관을 통해 담즙을 소장으로 방출 지방분해에 관여한다.

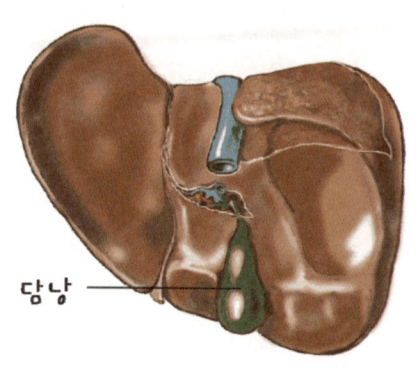

담낭

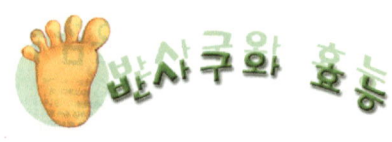

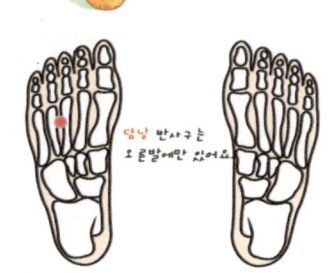

담낭 반사구는 오른발에만 있어요.

반사구 : 우측 발 3,4번 중족골 사이에 위치하며 폐 반사구 보다는 약간 아래에 있다.

효 과 : 담석증, 간장 질환, 공포증, 간담의 습열로 인한 피부병, 황달 등에 효과가 있다.

발책

31. 맹장(盲腸) Caecum

맹장이란?

맹장은 소장의 끝부분에서 대장으로 연결되는 부위에 있는 소화관으로써 별다른 기능은 없고 대장의 일부로서의 기능을 하고 있을 뿐이다. 길이는 약 7.5cm 이고 대장의 상행결장 하단부에 돌출 되어 있으며 장의 연동작용에 관여하는 기전(메카니즘)을 가지며 꼬리 아래부분의 충수는 면역림프계와도 관련을 갖는다.

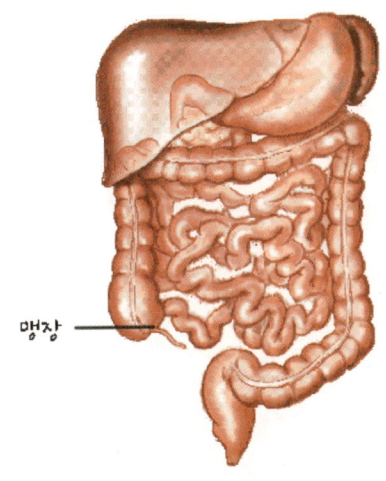
맹장

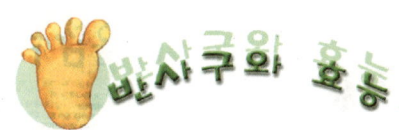

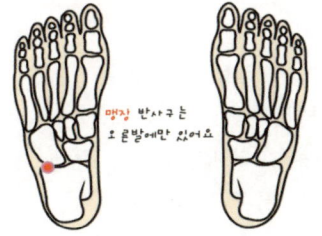
맹장 반사구는 오른발에만 있어요

반사구 : 오른쪽 발바닥 종골 외측 끝부분에 위치해 있다.

효 과 : 맹장염, 하복부가 붓고 차가울 때에 효과가 있다.

32. 회맹판(回盲判)
Ileocecal valve

회맹판이란?

회맹판이란 음식물 찌꺼기를 대장으로 이동시키거나 대장에서 소장으로의 역류를 막는 판으로써 변비에 관여한다.

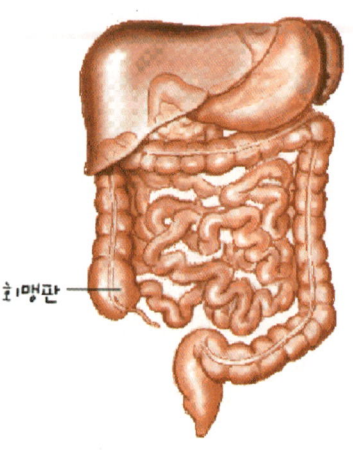

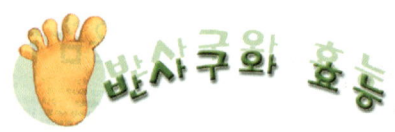

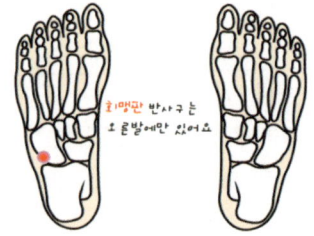

| 반 사 구 | : 오른쪽 발바닥 입방골 아래 끝부분에 위치해있다. |
| 효 과 | : 하복부, 헛배부를 때, 장내세균 안정, 복통에 효과가 있다. |

발책

33. 상행결장(上行結腸) Ascending colon

상행결장이란?

상행결장의 길이는 약 20cm로 우장골와에서 상행하여 간(肝)의 밑부분에 이르러 다시 우결장곡으로 꺽이면서 횡행결장으로 연결된다.

맹장과 총수, 회맹판과 이어지면서 강한 연동작용을 일으킨다.

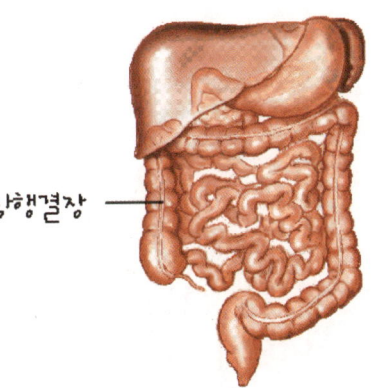
상행결장

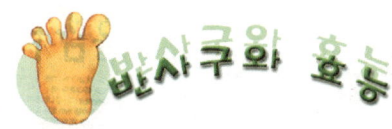

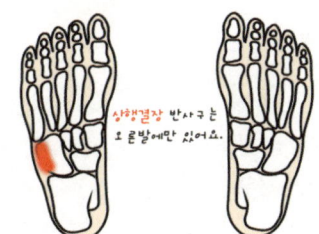
상행결장 반사구는 오른발에만 있어요.

반사구 : 오른쪽 발바닥 입방골 외측 끝부분에 길게 위치해 있다.

효과 : 변비, 설사, 복통, 거친 얼굴, 장염에 효과가 있다.

34. 복강신경총 (腹腔神經叢)
Solav plexs

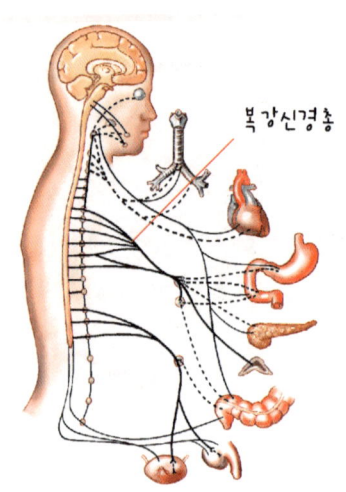

복강신경총이란?

복강신경총은 태양신경총(Solar ganglia)이라고도 하며 복부 내장을 지배하고 있는 신경절 및 신경의 복합체를 말한다.

위장의 뒷편에 위치하며 오장육부를 총괄적으로 보호하는 내장의 뇌라고 한다. 복강신경총을 자극하면 자동적으로 횡격막에도 자극이 된다.

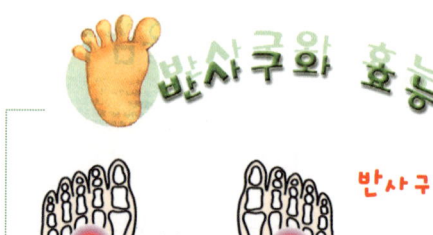
반사구와 효능

- **반사구** : 왼발, 오른발 발바닥 중심에 위치하고 있다.
- **효　과** : 신경성위장병, 몸살, 복부팽만, 설사, 위경련, 딸꾹질, 가슴이 답답할 때에 효과가 있다

발책

35. 생식선(生殖腺) Edea

생식선이란?

생식선이란 생식기관중에서 난자·정자를 만드는 조직으로 난소와 고환을 말한다. 여성의 생식선은 에스트로겐과 프로게스테론을 분비시키며 난자의 생산, 성숙, 배란 및 성기의 발육에 관여하고, 남성의 생식선은 테스토스테론과 안드로스테론을 분비시키며 정자의 생산 또는 활력을 지배한다.

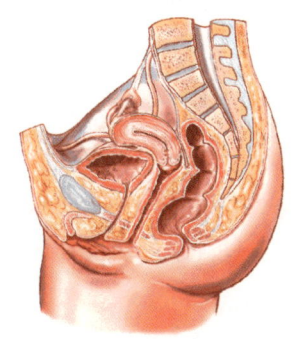 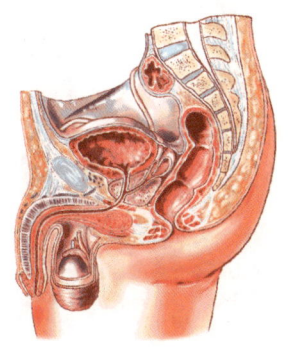

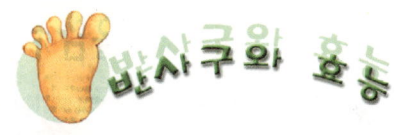

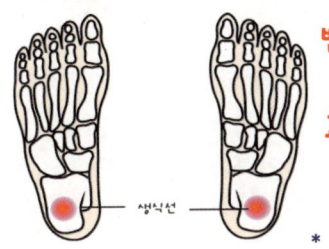

반사구 : 발바닥 뒷꿈치 중앙에 위치해 있다.

효과 : 불면증, 남, 여 성기능 감소 때, 남, 여 불임증, 생리불순, 전립선 비대에 효과가 있다.

* 발관리에서 생식기는 생식기계를 말한다.

36. 흉추(胸椎)
Dorsal vertebra

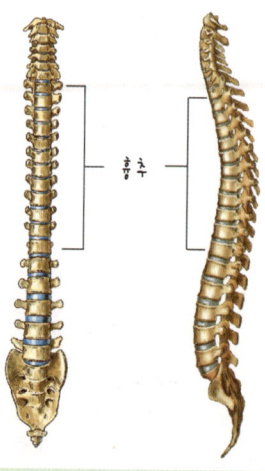

흉추란?

　체중을 지보(支保)시키면서 생체운동의 역학적축으로 작용하는 인체의 기둥으로 33개의 추골(경추골, 흉추골, 요추골, 천골, 미골)가운데 12개로 이루어진 흉추는 내장기관을 지배하는 생명선이 흐른다.

* 흉추와 연결된 신경이 미치는 영향과 증상

제1흉추 : 팔목, 손가락, 식도, 기관지 → 팔아래 전완부분 및 손의 통증
제2흉추 : 심장, 관상동맥 → 감기
제3흉추 : 폐, 기관지, 늑막, 흉부 → 폐렴, 늑막염, 기관지염
제4흉추 : 쓸개 → 황달, 충대상포진
제5흉추 : 간, 태양신경총, 혈액순환 → 발열, 혈압, 관절염
제6흉추 : 위 → 소화불량, 위장장애
제7흉추 : 췌장 → 위궤양
제8흉추 : 비장 → 낮은 저항력
제9흉추 : 신장과 부신장 → 알레르기, 발진(두드러기)
제10흉추 : 신장 → 신장장애, 만성피로, 신염
제11흉추 : 신장, 요관 → 여드름, 습진
제12흉추 : 소장, 임파순환 → 류머티스, 불임

반사구와 효능

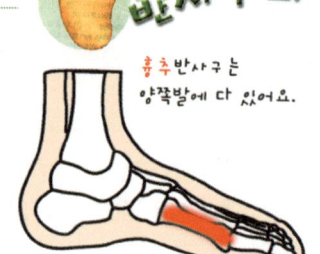

흉추반사구는 양쪽발에 다 있어요.

반사점 : 제 1종족골 내측에 길게 위치해 있다.

효　과 : 등 부위 통증, 흉추디스크, 흉추의 염증, 어깨가 저리고 가슴뼈가 아플 때에 효과가 있다.

37. 요추(腰椎)
Lumbar bertebra

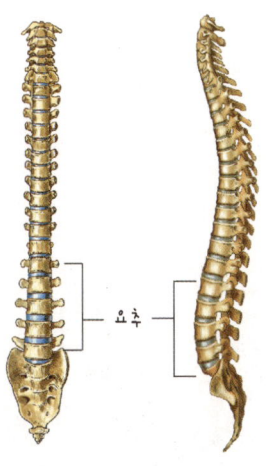

요추란?

허리등뼈라고도 하며, 5개의 추골(椎骨:망치뼈)로 되어있다. 상반신의 중량 전체가 요추와 그 주변의 근육에 전달된다. 요추신경(생명선)은 복부아래 골반내기관(자궁 및 생식기관) 및 다리와 발에 깊이 관여한다.

요추의 배열 또는 만곡 이상이나 손상이 일어나면 생면선이 연결하고 있는 해당기관에 나쁜 영향을 미친다.

* 요추와 연결된 신경이 미치는 영향과 증상

제1요추 : 대장 → 변비, 대장염, 이질, 설사, 탈장
제2요추 : 충양돌기, 복부, 다리 윗부분 → 경련, 호흡곤란
제3요추 : 생식기, 자궁, 방광, 무릎 → 방광기에 생기는 질병, 생리통
제4요추 : 전립선, 좌골신경 → 좌골신경통, 요통
제5요추 : 다리 아랫부분, 발목, 발 → 다리의 약한 혈액순환, 다리의 경련

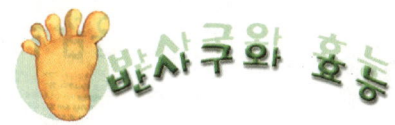

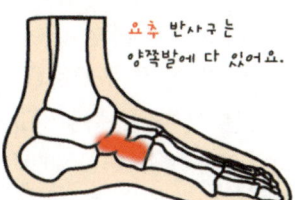

요추 반사구는 양쪽발에 다 있어요.

반사구 : 양쪽발 내측 제3설상골과 주상골 간에 위치한다.

효 과 : 좌골신경통, 요추의 각종 질병, 요통, 골다공증에 효과가 있다.

38. 선골(仙骨) Sacrum

선골이란?

   천골이라고도 한다. 5개의 천추(遷推)가 융합해서 하나로 이루어진 것으로 척주를 구성하는 척추 중에서 가장 크다. 상부가 넓고 하부가 좁은 설형(楔形)을 이룬다. 천골은 8요혈이 있으며, 천골의 생명선은 생식기계통을 지배한다.

   남성의 천골은 비교적 길고 폭이 좁으나 만곡이 심하고, 여성은 비교적 짧고 폭이 넓으며 만곡이 없는 편이다.

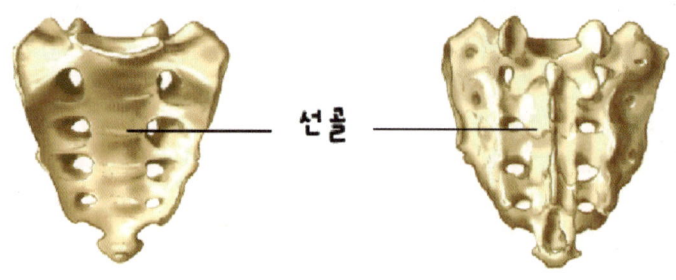

> * 선골과 연결된 신경이 미치는 영향과 증상
> 선골 : 좌골, 둔부 → 굴곡된 척추

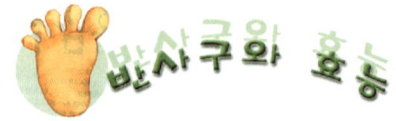

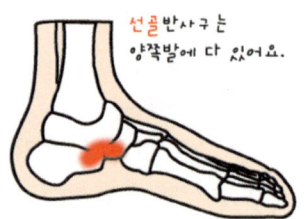

반사점 : 양쪽발 내측 복숭아뼈 밑에 움푹 들어간 곳에 위치한다.

효 과 : 좌골신경통, 성기능 증강, 미골 통증, 앉으면 뼈가 아플 때에 효과가 있다.

39. 내미골(內尾骨)
Medidal cocyx

내미골이란?

미골은 태어날 때 3~5개의 미추가 융합된 삼각형의 뼈인데 성장하면서 하나로 형성된다. 미골의 생명선은 직장과 항문을 지배한다.
우리가 빙판에 엉덩방아를 찧으면 손상을 가장 많이 입는 곳이고 미골이 손상되면 경추에 이상을 일으키기가 쉽다.

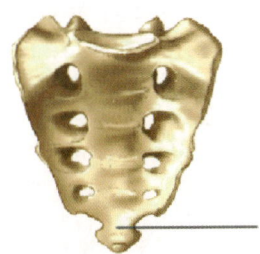
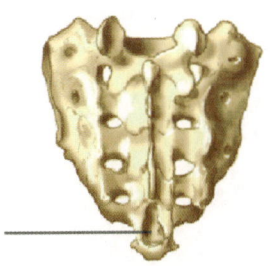

미골

* 미골과 연결된 신경이 미치는 영향과 증상
미골 : 직장, 항문 → 치질, 가려움증

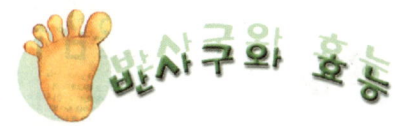

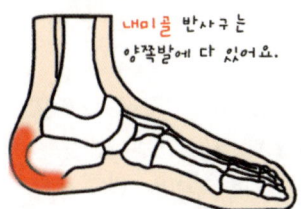

내미골 반사구는 양쪽발에 다 있어요.

반사구 : 양쪽발 내측 거골 끝부분에 위치해 있다.

효 과 : 좌골신경통, 미골 손상후유증, 생식기 계통질병 중풍에 효과가 있다.

40. 자궁(子宮)과 전립선(前立腺)
Uterus & Prostate

자궁과 전립선이란?

자궁은 모체 안에서 발육하는 수정란을 보호하는 역할을 한다. 자궁은 약간 편평한 가지 모양을 하고 있으며, 아래쪽의 가늘고 잘룩한 부분을 자궁경(子宮頸)이라 한다.

자궁은 난관(팔로피오관)과 질로 연결되고 근육의 인력(引力)은 태아를 안전하게 보호 할 뿐아니라 출산에 중요한 작용을 한다.

전립선의 크기는 밤톨 정도이고, 뽀족한 쪽이 아래로 향하고 있다. 전립선의 전면에 가까운 쪽으로 요도가 비스듬히 관통하고, 또 양쪽의 사정관(射精管)이 요도의 뒤쪽으로 지난다. 전립선은 정자를 보호하고 활동을 원활하게 하는 호르몬을 분비 한다.

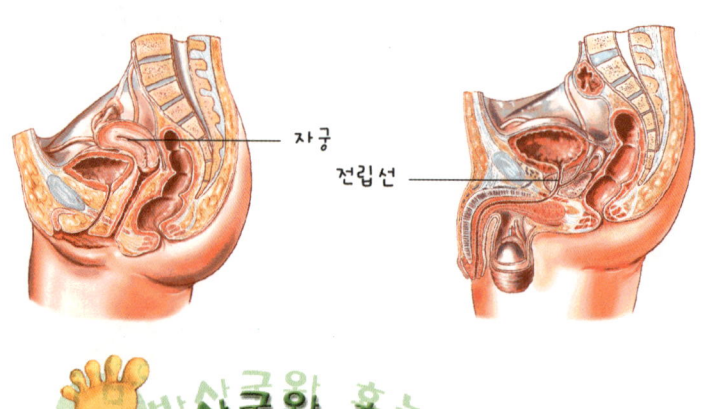

자궁
전립선

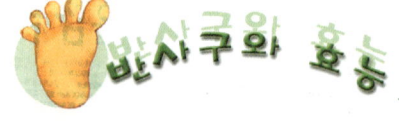

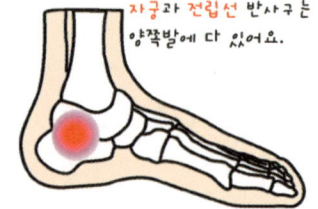

자궁과 전립선 반사구는 양쪽발에 다 있어요.

반사구 : 양쪽발 내측 복숭아 뼈 밑 뒤쪽에 위치한다.

효 과 : 전립선 비대, 자궁 내막염, 생리통, 자궁근종, 빈뇨, 혈뇨, 월경불순, 성욕증강에 효과가 있다.

41. 성기(性器)와 음도(陰道)
Penis & Vagina

성기와 음도란?

생식기가 genital organ의 직역인데 대해 성기(性器)는 sexual organ의 직역이다. 남녀의 중요 생식기로써 발기, 사정, 수축, 조절을 일으킨다.

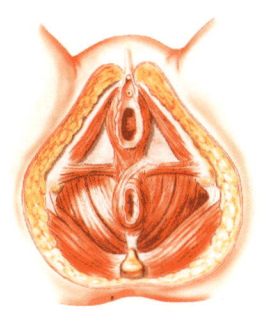 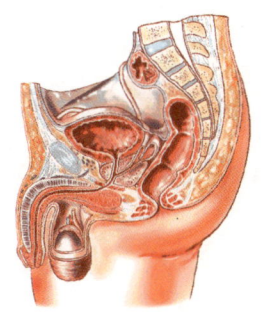

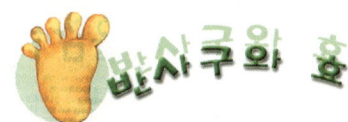

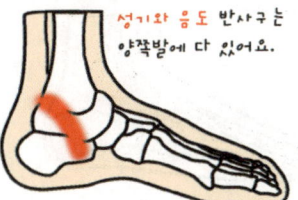

반사구 : 안쪽 복숭아 뼈 밑에 위치한다.

효 과 : 요도염, 소변곤란, 요실금, 생식기관 전립선 비대증 계통에 효과가 있다.

42. 고관절(股關節)
Greater tronchantor

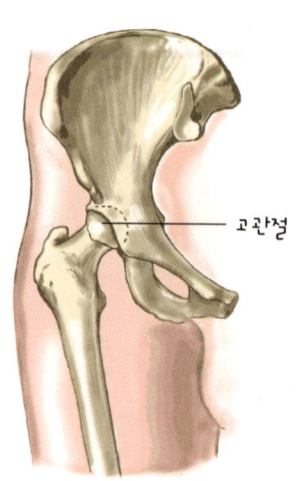

고관절

고관절이란?

고관절은 골반의 관골구(寬骨臼)와 대퇴골두 사이에 끼어 있는 관절로 둥근 대퇴골 두가 관골구에 끼어 있으므로 저구(杵臼)관절에 속한다.

대퇴골과 골반이 만나는 부위로 대퇴골은 동그랗게 원형으로 파인 골반의 내부로 이어진다. 고관절에 이상이 생기면 무릎과 발목이 아프기도 하다.

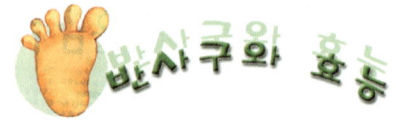

반사점 : 양쪽발 내측과 외측 복숭아뼈 밑에 위치해 있다.

효 과 : 고관절통, 대퇴부통증, 좌골신경통, 허리 아플 때 효과가 있다.

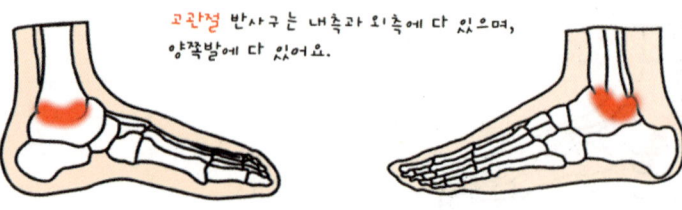

고관절 반사구는 내측과 외측에 다 있으며, 양쪽발에 다 있어요.

43. 하복부(下腹部)
Hypogastric region

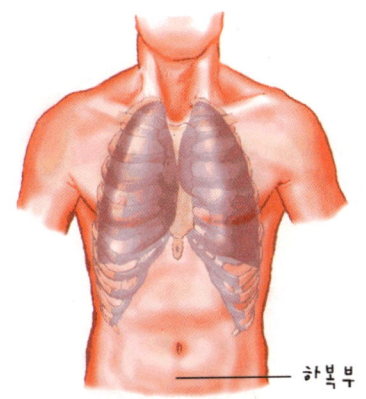

하복부란?

하복부는 방광을 비롯 난소와 자궁, 고환과 전립선, 정소와 함께 기(氣)가 모이는 곳(단전:丹田)으로 생명력의 중심이다.

하복부

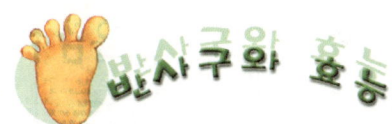

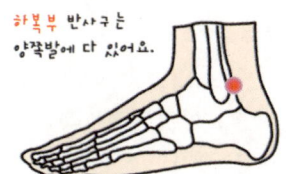

하복부 반사구는 양쪽발에 다 있어요.

반사구 : 양쪽발 외측 복숭아뼈 옆에 위치해 있다.

효 과 : 생리통, 생리분순, 변비, 치질 등에 효과가 있다.

44. 서혜부(鼠蹊部)
Inguinal region

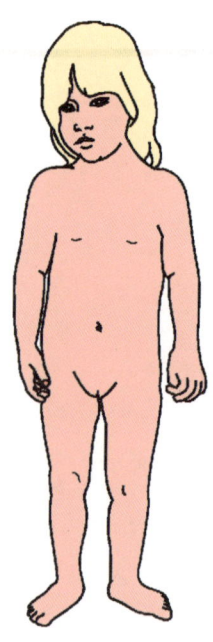

서혜부란?

 일반적으로는 대퇴부의 기부를 말한다. 움푹 들어간 심부에는 상전장골극과 치골결합 사이에 서혜인대가 있다. 편도선과 흉부, 상부임파(겨드랑이), 하부임파(서혜부)와 함께 림프계(Lymphatic system)의 중요한 중심이다. 림프선과 동맥, 정맥, 신경이 지나고 경락이 통과한다.

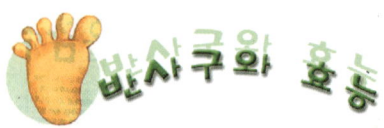

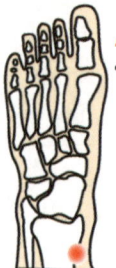

서혜부 반사구는 양쪽발에 다 있어요.

반사구 : 양쪽발등 발목관절 중앙에 움푹 들어간 곳에 위치해 있다.

효 과 : 성기능이 감소되었을 때, 하지의 냉증, 성불능, 산후자궁회복, 전립선 비대, 면역력증강에 효과가 있다.

발책

45. 좌골신경(坐骨神經)
Sciatic nerve

좌골신경이란?

인체의 신경중에서 가장 길고 굵다. 골반 속에서 나와 대둔근(大臀筋)과 대퇴이두근에 싸여서 대퇴의 뒤쪽을 내려오면서 대퇴의 후측근에 가지를 내고 있다. 하지의 운동과 감각기능을 지배하며 발의 고장으로 인해 손상되거나 장해(좌골신경통)를 일으킨다.

직경이 2cm에 달하는 거대신경, 골반 내에서 뻗어 나와 무릎에서부터 경골신경와 비골 신경으로 갈라져 발에 신경을 공급한다.

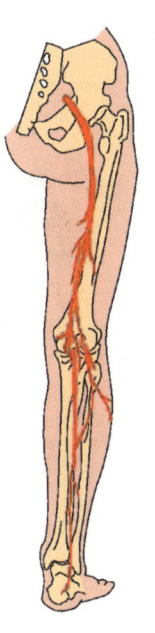

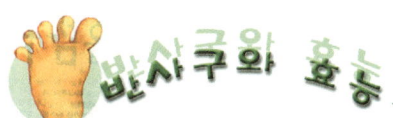

반사구 : 양쪽발 내측과 외측 복숭아뼈 위에서부터 무릎 밑에까지 길게 위치해있다.

효 과 : 무릎과 다리 부위 통증, 당뇨병, 요통, 냉증, 좌골신경통에 효과가 있다. * 당뇨 환자는 심한 통증을 느낀다.

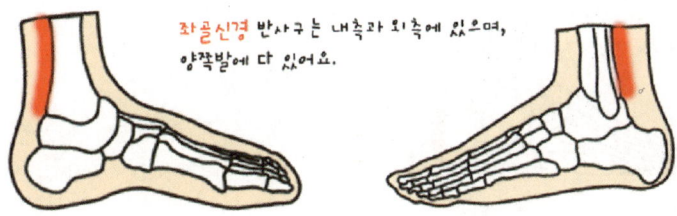

좌골신경 반사구는 내측과 외측에 있으며, 양쪽발에 다 있어요.

46. 외미골(外尾骨)
Lateral coccyx

외미골이란?
꼬리뼈로 불리며, 방광이나 수뇨관 직장과 관련을 가지고 있다.

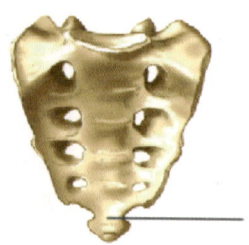 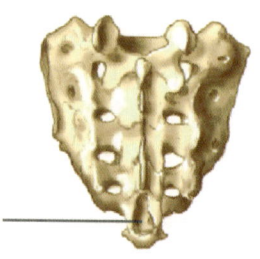

미골

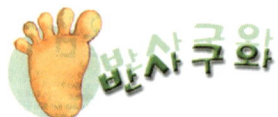

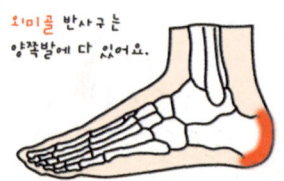

반 사 구 : 양쪽발 외측 거골 끝부분에 위치해 있다.
효 과 : 생식기계통 질병, 좌골신경통, 발꿈치 통증에 효과가 있다.

47. 난소(卵巢)와 정소(精巢)
Ovary & Tesis

난소와 정소란?

난소(卵巢)는 난자의 생산 및 배란을 일으키고 여성의 활력을 증강시키는 호르몬을 분비시킨다.

정소는 고환(睾丸)이라고도 하고 무수한 정액과 정자를 생산하고 남성의 활력을 지배한다.

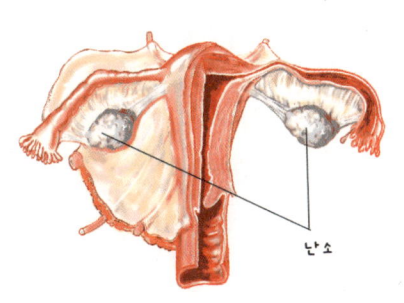
난소

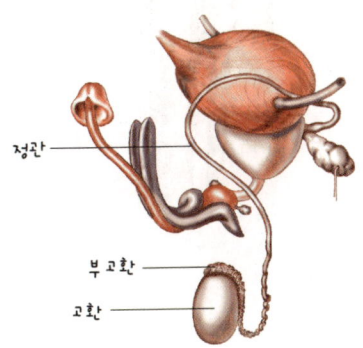
정관
부고환
고환

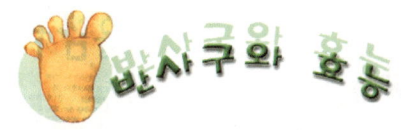
반사구와 효능

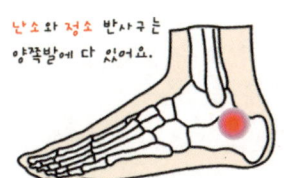
난소와 정소 반사구는 양쪽발에 다 있어요.

반사구 : 양쪽 발 외측 복숭아뼈 아래에 위치해 있다.

효 과 : 임포텐즈, 성욕증진, 불감증, 생식기계통 강화에 효과가 있다.

48. 슬관절(膝關節)
Knee joint

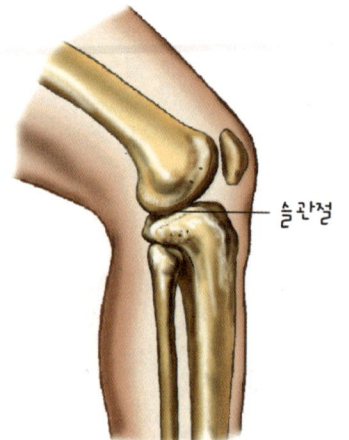
슬관절

슬관절이란?

슬관절은 대퇴골 과격골에 이어져 슬개골과의 구성으로 되어 있는 관절로써 하지를 무릎에서 뒤쪽으로 굽히는 기능이 있다. 관절낭(關節囊)은 대퇴골 하단의 가장자리에서 시작되어 경골 상단의 가장자리에 붙어 있다.

무릎관절은 다리 윗부분(대퇴부)과 아랫부분(하퇴부)이 결합되는 곳이다.

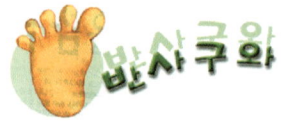

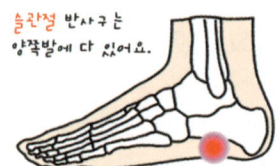
슬관절 반사구는 양쪽발에 다 있어요.

반사구 : 양쪽발 외측 종골 밑쪽에 위치해 있다.
효 과 : 무릎관절의 손상, 관절염, 타박상, 하지마비에 효과가 있다.

49. 팔관절과 손관절
Elvowt joint

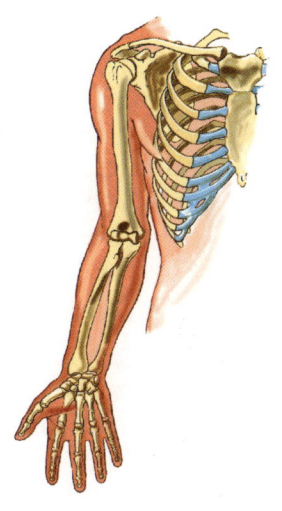

팔관절과 손관절이란?

팔은 꺾어지는 팔꿈치에서 위쪽을 상완(上腕), 아래쪽을 전완(前腕)이라고 한다. 상완은 1개의 상완골이 축이 되고, 전완에서는 요골과 척골이 평행하게 있어 축이 되고 있다.

손은 인체의 사지(四肢)를 상지와 하지로 구분할 때, 상지를 손이라고 하는 경우도 있으나, 보통은 상지를 팔과 손으로 구별하여 지칭한다. 해부학적으로는 손목의 앞쪽 부분을 손이라고 한다. 어깨는 상완과 견갑골이 결합되는 곳으로 경추(목의 뼈)와도 관련을 가진다.

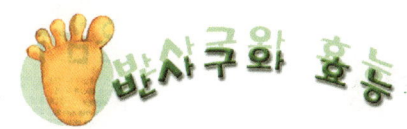

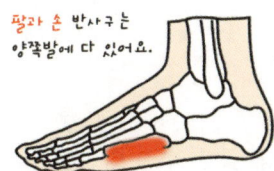

반사점 : 양쪽발 외측 기절골과 중족골 사이에 위치해 있다.

효 과 : 팔꿈치 통증, 신경통, 관절염에 효과가 있다.

50. 어깨(肩關節)
Shoulder joint

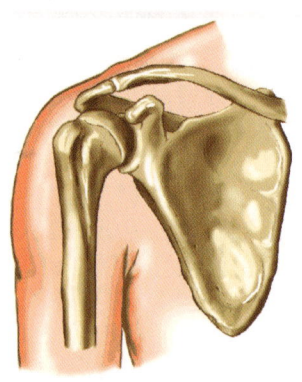

어깨란?

등의 견갑상부(肩胛上部)·견봉(肩峰)·견갑부(肩胛部)·견갑간부(肩胛間部)를 통틀어서 말한다. 즉, 견관절과 견갑골 및 그것을 덮고 있는 삼각근 등으로 되어 있는 부분을 말한다.

팔의 상완과 어깨의 견갑골이 만나는 관절로써 운동 가동범위가 넓은 곳이지만 근육과 신경의 장애를 받기 쉬운 곳이다.

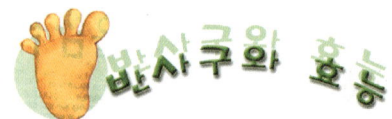

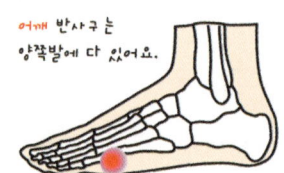

어깨 반사구는 양쪽발에 다 있어요.

반사점 : 양쪽발 외측 종족골에 길게 위치해 있다.

효 과 : 견비통, 사십견, 오십견, 팔의 마비에 효과가 있다.

51. 견갑골(肩胛骨) Scaputar

견갑골이란?

견갑골은 삼각형의 모양의 편평골(扁平骨)로써 흉곽(胸廓)의 뒷면에 좌우대칭으로 제2~7늑골에 걸쳐 있으며, 넓적한 삼각형 모양이다. 흉곽과는 직접적인 연락이 없고, 주로 근육으로 흉곽 뒷면에 지탱되어 있다. 팔과 손의 운동에 관여하고 승모근과 이어진다.

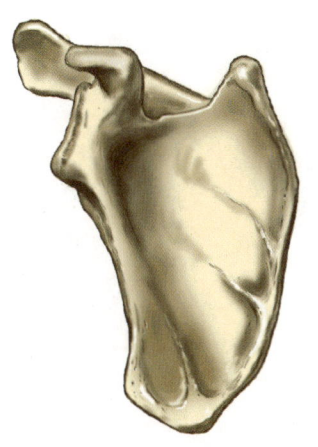

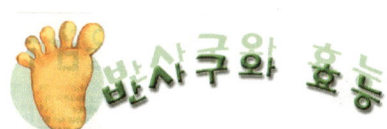

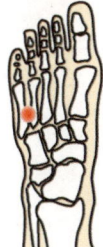

견갑골 반사구는 양쪽발에 다 있어요.

반사구 : 발등 새끼발가락과 4번째 발가락 사이에서 중앙으로 갈라지는 곳에 위치한다.

효 과 : 어깨의 통증, 어깨 운동 장애, 오십견, 사십견, 견관절통에 효과가 있다.

52. 상악(上顎)
Upper jaw bone

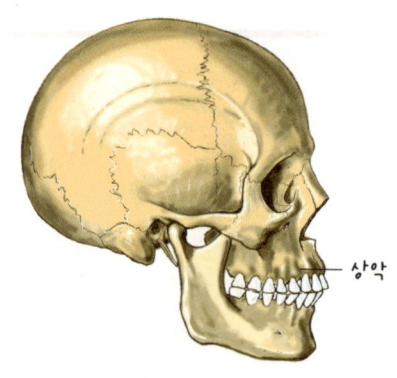

상악은?

중앙부를 체(體)라고 하며, 그 속의 비어 있는 공간을 상악동이라고 한다. 앞부분에는 안와하공(眼窩下孔)이 있고, 안와하구와 안와하관의 개구부를 이루고 있다. 안면중앙에 좌우 1쌍씩 아래턱(하악)과 결합된다.

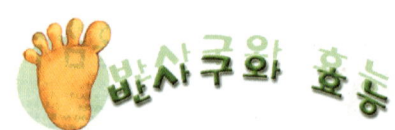

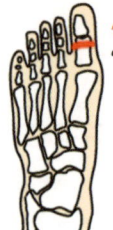

상악반사구는 양쪽발에 다 있어요.

반사점 : 엄지 발가락 관절 바로 밑에 위치해 있다.

효과 : 구강염, 치통, 코고는 증상, 긴장 해소 등에 효과가 있다.

발책

53. 하악(下顎)
Lover jaw bone

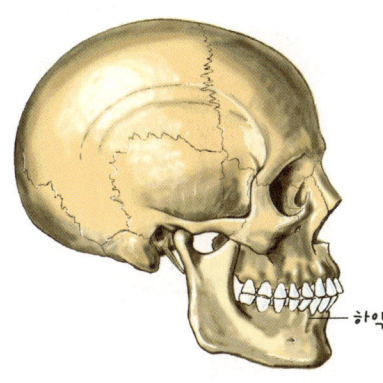

하악은?

두 개(頭蓋)와는 하악관절에 의해 연결된다. 유아기에는 좌우 두 개의 뼈로 되어 있으나, 후에 중앙부에서 유합하여 한 개의 뼈로 된다. 음식을 씹는 운동은 아래턱(하악)의 근육작용에 의해서 일어난다.

— 하악

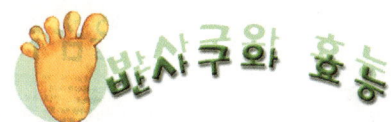

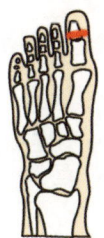

하악반사구는 양쪽발에 다 있어요.

반사구 : 엄지발톱 밑에 관절 바로 위에 위치해 있다.

효 과 : 상악(위턱)과 같은 효과가 있다.

발책

54. 편도선(扁桃腺) Tonsils

편도선이란?

편도선은 복숭아 모양을 하고 있기에 편도라고 불리며 림프소절의 집합체로서, 속칭 림프절을 림프선이라 하듯이 보통 편도선(扁桃腺)이라고 한다. 편도에는 존재하는 장소에 따라서 설(舌)편도, 구개(口蓋)편도, 인두(咽頭)편도, 이관(耳管)편도의 4종류가 있다.

생체밖으로부터의 1차방어선으로써 림프계의 센타이면서 면역계의 중심으로 작용한다.

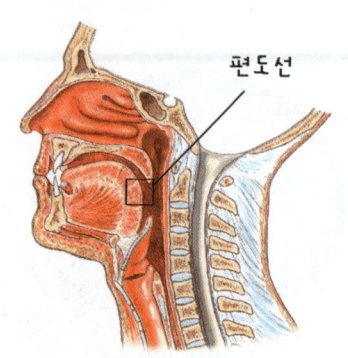
편도선

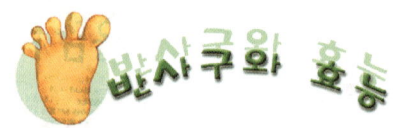

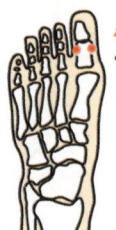
편도선반사구는 양쪽발에 다 있어요.

반사점 : 하악보다 밑 엄지발가락 양쪽에 위치해있다.

효 과 : 편도선 자체질환, 편도선비대, 만성편도염, 편도선 염증 등에 효과가 있다.

발책

55. 식도관(食道管)
Esophagus Trachea

식도란?

식도는 소화기관중의 소화관의 일부로써 음식물을 위장으로 이동시키는 경로이며 연하작용을 일으킨다.

인두와 위 사이의 관상부를 말하는데 대략 경추 6번의 높이이며, 위쪽은 인두에 계속되고 아래쪽은 제 11흉추의 높이에서 횡격막을 뚫고 위의 분문에 이어지는 25cm 정도의 근육성관이다.

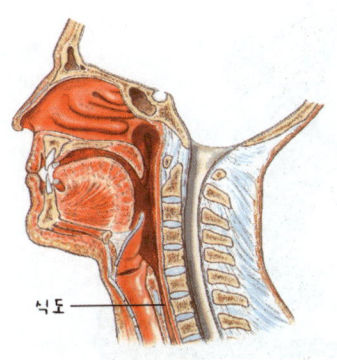

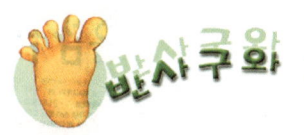

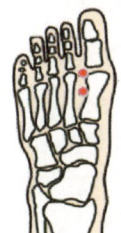

식도 반사구는 양쪽발에 다 있어요.

반사점 : 발등의 1선에서 엄지 발가락 쪽에 위치해있다.

효 과 : 식도염증, 기관의 기침, 천식, 음성장해에 효과가 있다.

56. 흉부임파선(胸部淋巴線)
Thoracic lymph nodes

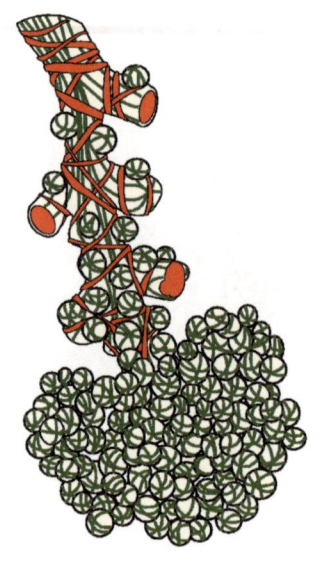

흉부임파선이란?

흉부에 모여 있는 임파선을 흉부임파선이라 하며 편도선, 상부임파, 하부임파계를 있는 면역계의 요충, 임파조직은 혈관으로 침입한 바이러스로부터 생체를 방어하고 임파구를 생산하며 항체를 형성시킨다. 임파망은 목과 양겨드랑이, 유방(가슴), 복부, 서혜부 등에 분포한다.

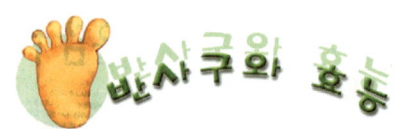

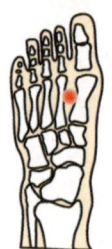

흉부임파 반사구는 양쪽발에 다 있어요.

반사구 : 양쪽 발등 첫 번째와 두 번째 종족골 사이에 위치해 있다.

효 과 : 감기의 예방, 유방과 흉부의 종기, 면역력 증강 등에 효과가 있다.

 발책

57. 내이미로(內耳迷路)
Valance organ

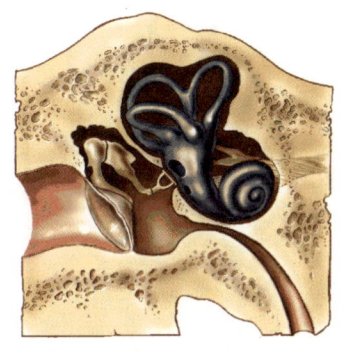

내이미로란?

    귀는 외이, 중이, 내이로 구분되면서 내이에는 신체의 평형유지에 관여하는 전정기관, 반고리관, 달팽이관 등이 이루어져 있다. 내이기관 전체를 내이미로라고 지칭한다.

    내이미로는 회전, 전후, 좌우, 상하등 움직임의 방향을 감지하는 역할을 한다.

내이미로에 문제가 생기면 현훈증, 어지러움증, 멀미등을 유발한다.

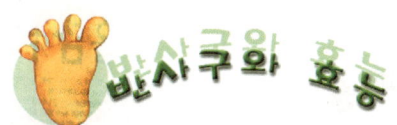

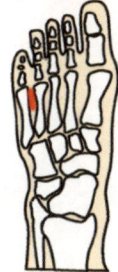

내이미로 반사구는 양쪽발에 다 있어요.

반사구 : 양쪽 발등 네 번째 발가락과 다섯 번째 발가락 사이에 움푹 들어간 곳에 위치해 있다.

효 과 : 어지러운 증상, 이명증, 멀미, 고혈압, 저혈압, 평형장애에 효과가 있다.

58. 흉부(胸部) Chest

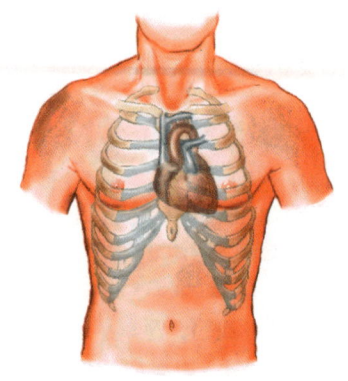

흉부란?

흉부는 제2늑골에서 제6늑골까지로 유방과 흉선, 폐, 심장, 늑골 등을 포함한다.

여성의 유방은 모유가 생성되는 곳으로 유선을 내포하고 있고 가슴의 선조직이 성장함으로써 가슴이 발육된다.

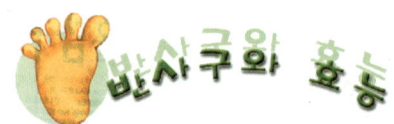

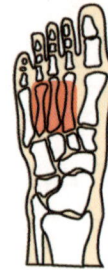

흉부 반사구는 양쪽발에 다 있어요.

반사구 : 양쪽 발등 제 2·3·4 종족골에 뿌리에서부터 넓게 분포되어 있다.

효 과 : 가슴질환, 가슴이 답답한 증상 (협심증), 유방통, 늑간신경통에 효과가 있다.

59. 횡격막(橫擊膜) Diaphragn

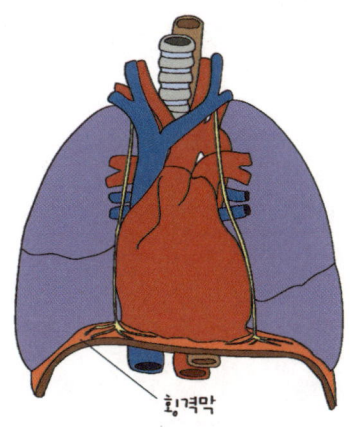

횡격막

횡격막이란?

　횡격막은 근육으로 만들어져 있고 심장과 폐를 지지하는 역할과 흉강과 복강을 나누는 경계선으로써 가로막이라고도 한다. 횡격막은 호흡중추의 자극에 의해 수축하여 흉강을 넓혀 호흡운동을 활발하게 한다.

　횡격막은 숨을 들이쉴 때 아래로, 즉 배 쪽으로 내려가 들숨을 만드는 가장 중요한 근육이다. 이 횡격막의 신경이 자극을 받아 횡격막의 근육이 수축을 하게 되면 딸꾹질이 난다.

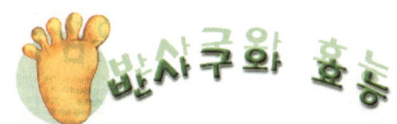
반사구와 효능

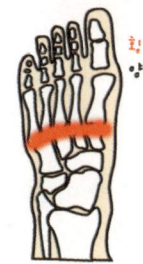
횡격막반사구는 양쪽발에 다 있어요.

반사구 : 발등을 전체적으로 봤을 때 가장 높게 올라온 부분(종족골과 설상골이 만나는 부분)에 가로로 길게 위치해 있다.

효　과 : 딸국질, 메스꺼움, 구토, 복부 아픔에 효과가 있다.

발책 95

60. 늑골(肋骨) Rib

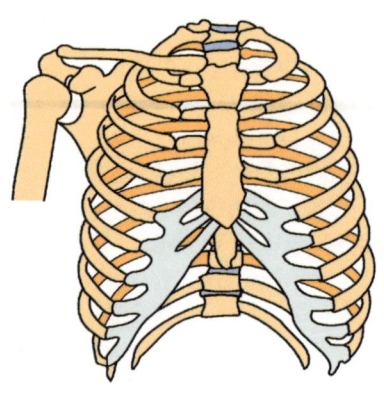

늑골이란?

늑골은 갈비뼈라고 하며, 심장과 폐를 외부의 충격으로 보호한다. 늑골과 늑골 사이의 근육의 힘으로 호흡작용을 돕고 있으며 사람에게는 12쌍이 있고, 길이는 여러 형태이다.

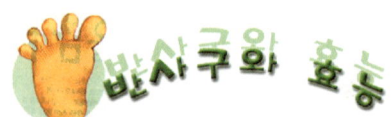

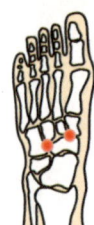

늑골 반사구는 양쪽발에 다 있어요.

반사점 : 발가락쪽에서부터 1선과 4선을 따라 발목쪽으로 올라오다 보면 약간 움푹 들어간 곳이 있는데 늑골의 반사구이다.

효 과 : 신장에 관한병, 늑막염, 늑골의 각종질병(흉통, 늑골손상)

발책

61. 상부임파계(上部淋巴)
Upper budy lympysystem

상부임파란?

림프구의 생성과 면역체계를 유지시키는 작용을 지배하고, 전신의 임파망을 통해 개체를 보호하고 외부로부터의 바이러스 침입을 차단한다. 우리 몸의 중요한 부분에는 림프선이 존재한다.

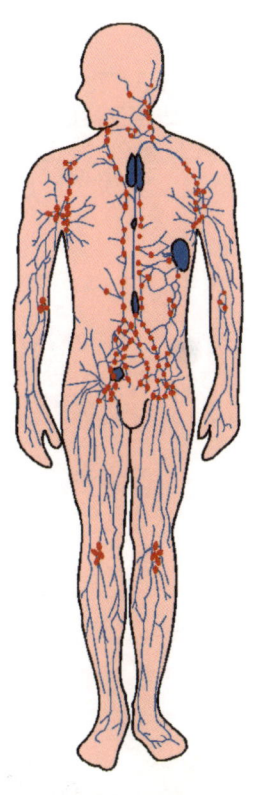

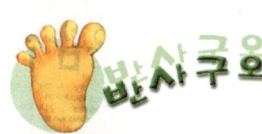

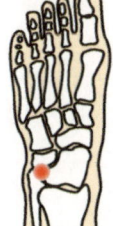

상부임파 반사구는 양쪽발에 다 있어요.

반사구 : 발등 발목이 접히는 부분 외측 움푹 들어간 곳에 위치해 있다.

효 과 : 면역력 증가, 병증병 후 각종 소모성 질환, 자궁암에 효과가 있다.

62. 하부임파계(下部淋巴)
Lower budy lympysystem

하부임파란?

림프구의 생성과 면역체계를 유지시키는 작용을 지배하고, 전신의 임파망을 통해 개체를 보호하고 외부로부터의 바이러스 침입을 차단한다. 우리 몸의 중요한 부분에는 림프선이 존재한다.

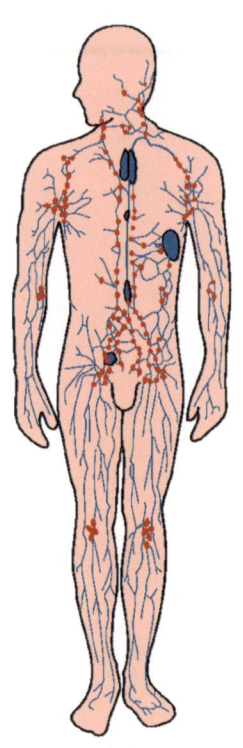

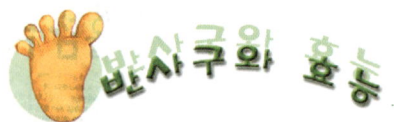

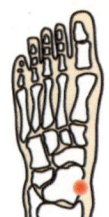

하부임파 반사구는 양쪽발에 모두 있어요.

반사구 : 발등 발목이 접히는 부분 내측에 움푹 들어간 곳에 위치해 있다.

효 과 : 면역력 증가, 병증병 후 각종 소모성 질환에 효과가 있다.

발책

이런 반사구도 있어요..

실면점

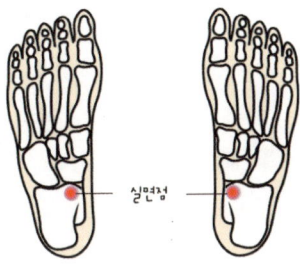

실면점

객담배출구

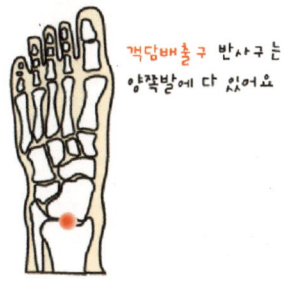

객담배출구 반사구는
양쪽발에 다 있어요.

직장·항문

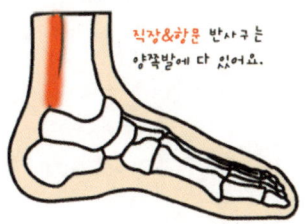

직장&항문 반사구는
양쪽발에 다 있어요.

만사구의 효능

1. **부신**: 급·만성신염, 방광염, 고혈압
2. **신장**: 신장질병, 빈혈, 고혈압, 이명
3. **수뇨관**: 수뇨관결석, 요도염, 비뇨염
4. **방광**: 신장, 수뇨관, 비뇨기계통
5. **전두통**: 두통, 현기증, 불면증
6. **뇌하수체**: 갑상선, 비장, 소아 성장 발육불량, 유뇨증
7. **소뇌**: 어지러움, 기억력감퇴, 수족이 저릴 때
8. **삼차신경**: 편두통, 치통, 얼굴주위의 통증
9. **코**: 급·만성 비염, 축농증
10. **대뇌**: 실면혈, 고혈압, 정신쇠약, 중풍예방
11. **목과 근육**: 목의 통증, 어깨결림
12. **경추**: 각종경추 질병, 목이저리고 목이 굳어 있을 때
13. **부갑상선**: 근육경련, 발·손에 힘이 없고 떨릴 때
14. **갑상선**: 비만, 갑상선비대, 아이의 성장 촉진
15. **눈**: 각막염, 근시, 백내장
16. **귀**: 중이염, 청각장애
17. **승모근**: 두통, 오십견, 목의 통증
18. **폐, 기관지**: 기관지염, 천식, 가래
19. **심장**: 심장질환, 심근경색, 심장쇠약
20. **비장**: 빈혈, 고혈압, 근육통증, 식중독
21. **위**: 위염, 위궤양, 소화불량
22. **췌장**: 췌장염, 당뇨, 변비, 장염
23. **십이지장**: 십이지장염, 십이지장 궤양, 배가 붓는 증상
24. **소장**: 복부팽만감, 비만
25. **횡행결장**: 변비, 설사, 복통, 장염
26. **하행결장**: 설사, 장염
27. **S상결장**: 변비, 치질, 설사, 복통
28. **항문**: 항문주위 염증, 치질
29. **간**: 간염, 간경화, 어지럼증
30. **담낭**: 담석증, 공포증, 황달

 발책

31. 맹장: 맹장염, 하복부증상
32. 회맹판: 헛배부를 때, 복통
33. 상행결장: 변비, 설사, 거친얼굴
34. 복강신경총: 신경성위장병, 몸살, 위경련
35. 생식선: 불면증, 월경불순, 성(性)기능저하
36. 흉추: 등 부위의 통증, 흉추 디스크
37. 요추: 좌골 신경통, 요통, 골다공증
38. 선골: 좌골신경통, 미골의 통증, 성기능증강
39. 내미골: 미골손상 후유증, 생식기 계통질병, 중풍
40. 자궁과전립선: 전립선비대, 자궁근종
41. 성기와음도: 요도염, 요실금
42. 고관절: 허리통증, 고관절통
43. 하복부: 생리통, 생리불순
44. 서혜부: 성기능감소, 면역력증강
45. 좌골신경: 요통, 냉증, 당뇨병
46. 외미골: 생식기계통 질병, 발꿈치통증
47. 난소와정소: 임포텐즈, 불감증
48. 슬관절: 관절염, 타박상하지마비
49. 팔과손: 팔꿈치 통증, 신경통, 관절염
50. 어깨: 견비통, 사·오십견, 팔의 마비
51. 견갑골: 어깨의 통증, 견관절통
52. 상악부: 구강염, 치통, 코고는 증상
53. 하악부: 구강염, 치통, 코고는 증상
54. 편도선: 편도선 자체질환, 편도선비대
55. 식도관: 식도염증, 기관의 기침, 천식
56. 흉부임파선: 감기의 예방, 면역력증강
57. 내이미로: 어지러운 증상, 이명, 멀미
58. 흉부: 가슴질환, 늑간신경통
59. 횡격막: 딸국질, 메스꺼움, 구토
60. 늑골: 늑막염, 늑골의 각종질병
61. 상부임파: 면역력증가, 자궁암
62. 하부임파: 면역력증가, 각종소모성질환

Part. 5
62만사구 수법익히기..

이제 처음부터 끝까지 차근 차근 따라해보세요~!!

62 반사구 수법 익히기...

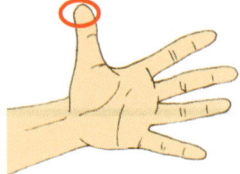

① 엄지끝
: 엄지손가락의 끝부분을 이용하여 누르거나 밀어주기..

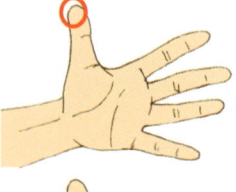

② 엄지중앙
: 엄지손가락 지문이 소용돌이 치는 부분을 이용하여 누르거나 밀어주기...

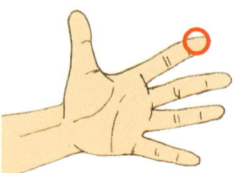

③ 검지중앙
: 검지손가락 지문이 소용돌이 치는 부분을 이용하여 끌어 당기기...

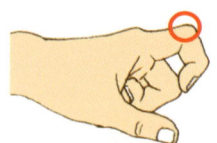

④ 검지관절
: 검지손가락 두 번째 관절을 이용하여 누르거나 긁어주기..

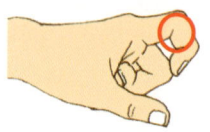

⑤ 검지측면
: 검지손가락 내측 부위를 이용하여 누르거나 긁어주기..

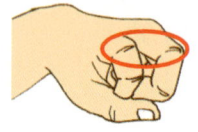

⑥ 검지·중지관절
: 검지와 중지손가락의 두 번째 관절을 이용하여 긁어주기

● 눌러주기 ➡ 밀어주거나, 긁어주기
* 양손을 사용하는 반사구도 있어요..

62 반사구 수법 익히기 (왼발)

1.부신	2.신장	3.수뇨관	4.방광	5.전두동
검지관절	검지관절	검지관절	검지관절	검지관절

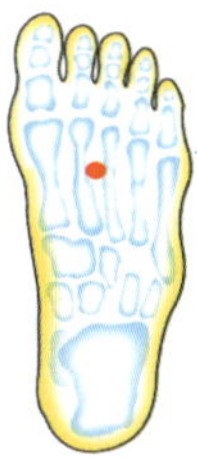

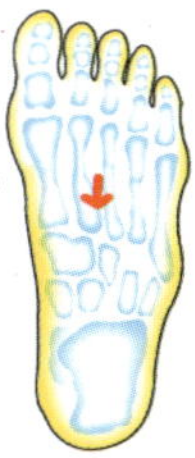

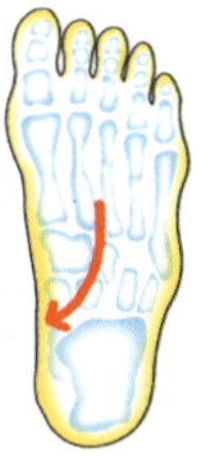

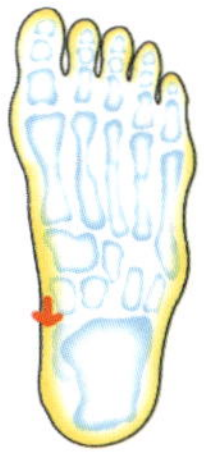

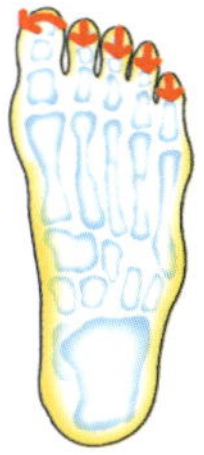

6.뇌하수체	7.소뇌	8.삼차신경	9.코	10.대뇌
검지관절	엄지끝	엄지끝	엄지끝	검지관절

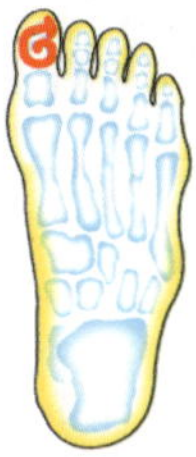

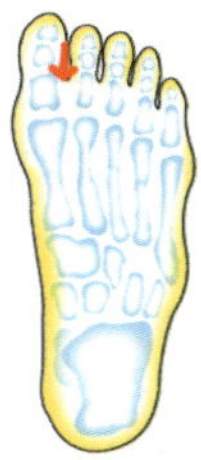

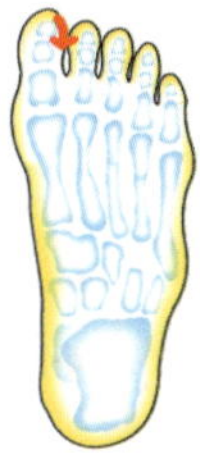

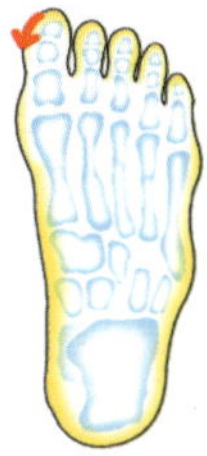

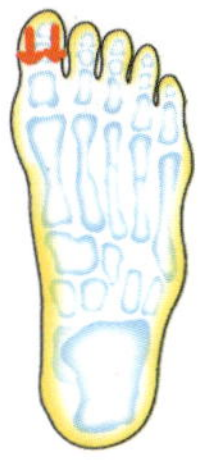

11.목과근육	12.경추	13.부갑상선	14.갑상선	15.눈
엄지끝	검지측면	검지측면	엄지중앙	검지관절

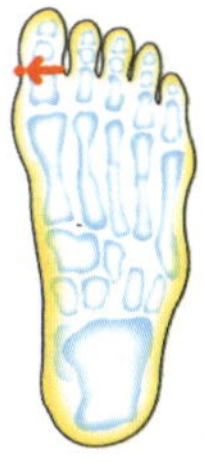

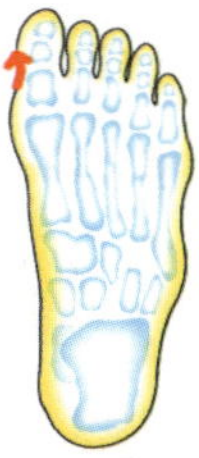

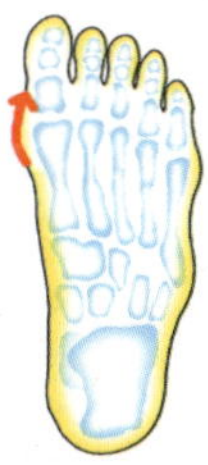

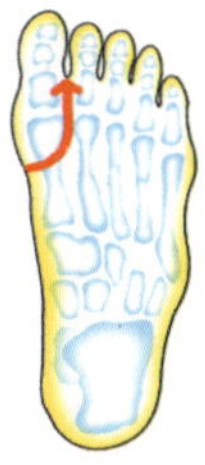

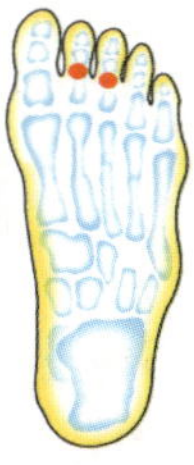

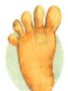

62 반사구 수법 익히기 (왼발)

| 16. 귀 | 17. 승모근 | 18. 폐, 기관지 | 19. 심장 | 20. 비장 |

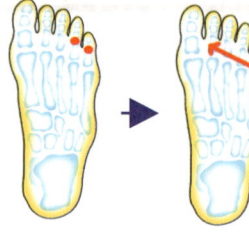

검지관절 → 검지관절 → 검지관절·엄지중앙 → 검지관절 → 검지관절

| 21. 위&췌장 &십이지장 | 22. 소장 | 23. 결장 | 24. 항문 | 25. 복강신경총 |

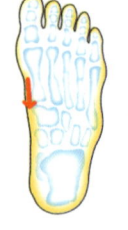 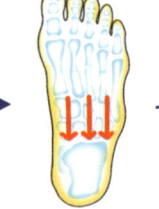 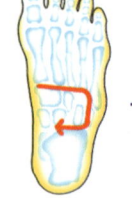 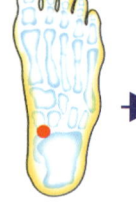

검지관절 → 검지·중지관절 → 검지관절 → 검지관절 → 엄지중앙

| 26. 실면점 | 27. 생식선 |

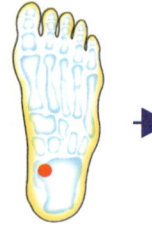 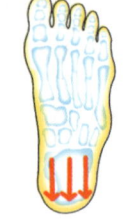

* 왼쪽 발바닥에는 간, 담낭, 맹장 회맹판, 상행결장 반사구가 없습니다.

검지관절   검지·중지관절

 발책

62 반사구 수법 익히기 (왼발)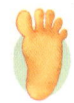

28. 흉추&요추&선골   29. 내미골   30. 자궁&전립선

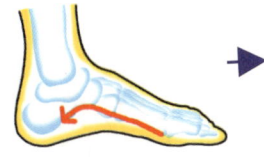

엄지중앙   검지측면   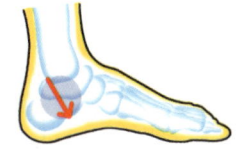

검지측면

31. 성기&음도   32. 고관절&직장&항문   33. 난소&정소

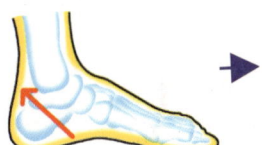 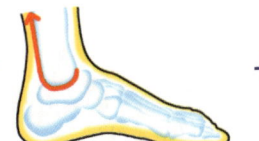 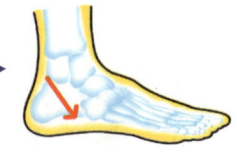

엄지중앙   엄지중앙   검지측면

34. 외미골   35. 슬관절   36. 팔&손

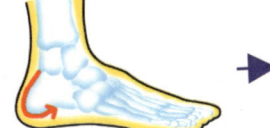 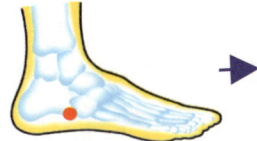 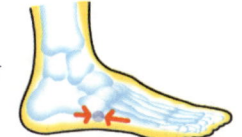

검지측면   검지관절   검지·중지관절

37. 어깨   38. 견갑골   39. 고관절&하복부

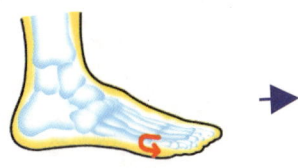 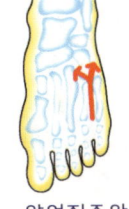 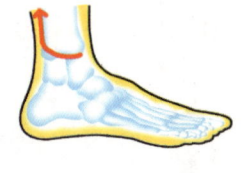

검지관절   양엄지중앙   엄지중앙

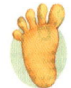 # 62 반사구 수법 익히기 (왼발)

40. 상악&하악　　41. 편도선　　42. 식도&흉부임파 &내이미로　　43. 흉부

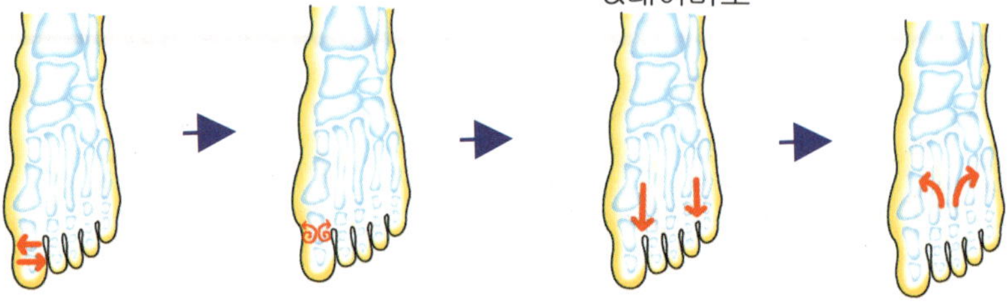

양엄지끝　　양엄지끝　　양검지중앙　　엄지중앙

44. 횡격막　　45. 늑골　　46. 상·하부임파　　47. 서혜부

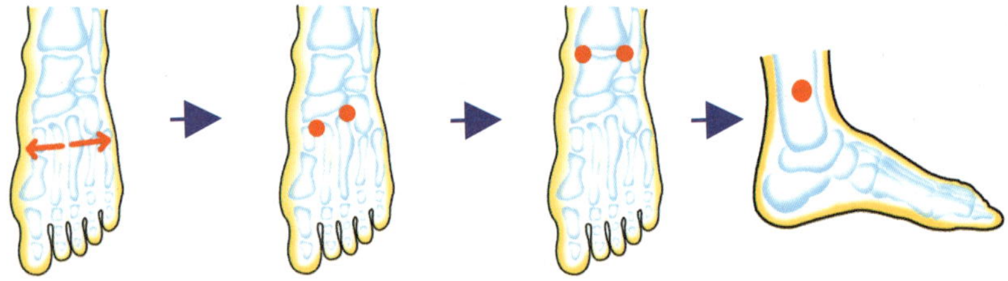

양검지측면　　양검지끝　　양검지측면　　엄지중앙

48. 좌골신경　　49. 객담배출구　　50. 신장　　51. 수뇨관　　52. 방광

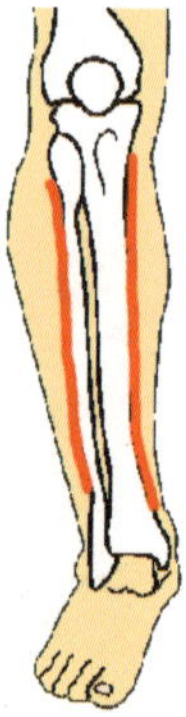

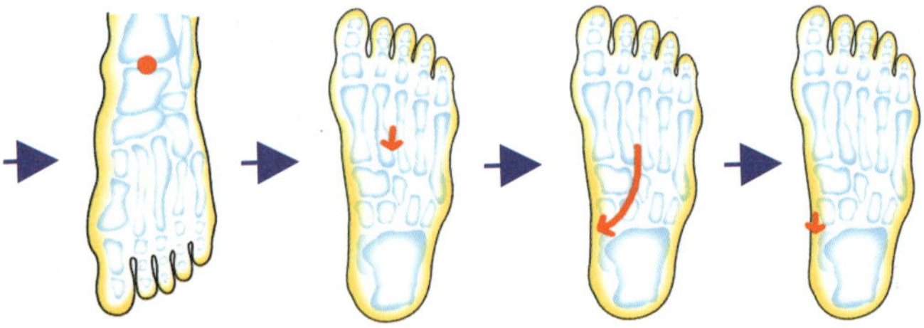

양엄지중앙　　검지관절　　검지관절　　검지관절

엄지·검지로 밀어올리기

 발책

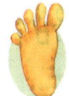 62 반사구 수법 익히기 (오른발)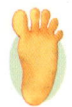

1. 부신	2. 신장	3. 수뇨관	4. 방광	5. 전두동
검지관절	검지관절	검지관절	검지관절	검지관절
6. 뇌하수체	7. 소뇌	8. 삼차신경	9. 코	10. 대뇌
검지관절	엄지끝	엄지끝	엄지끝	검지관절
11. 목과 근육	12. 경추	13. 부갑상선	14. 갑상선	15. 눈
엄지끝	검지측면	검지측면	엄지중앙	검지관절

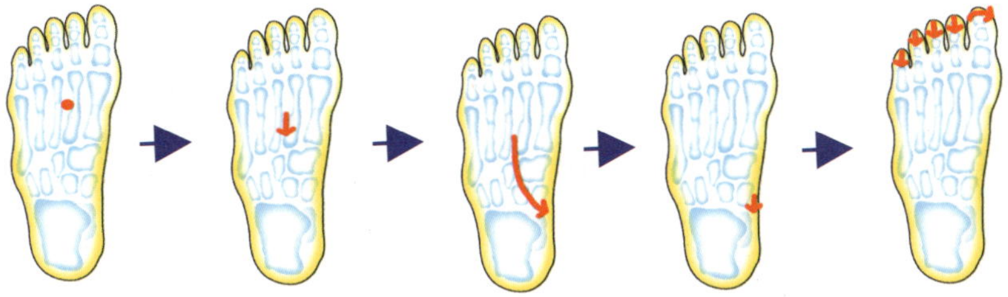

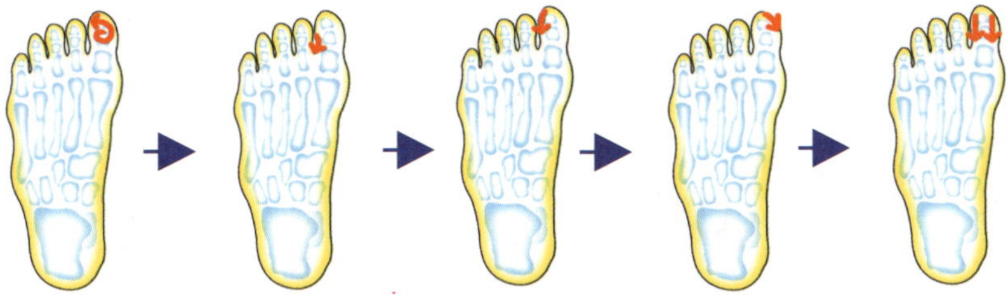

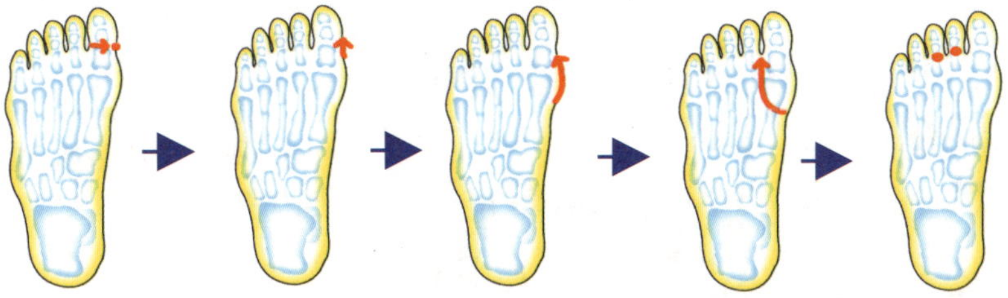

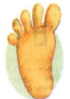 62 반사구 수법 익히기 (오른발)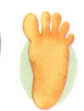

16. 귀	17. 승모근	18. 폐·기관지	19. 간	20. 담낭
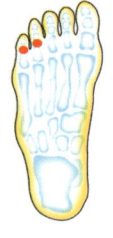	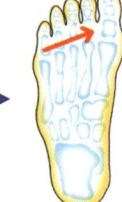	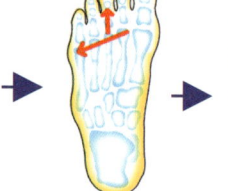	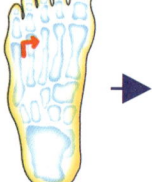	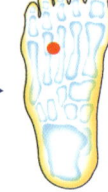
검지관절	검지관절	검지관절·엄지중앙	검지관절	검지관절

21. 위&췌장 &십이지장	22. 소장	23. 맹장	24. 회맹판	25. 결장
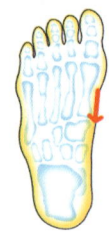	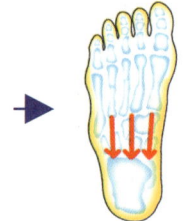	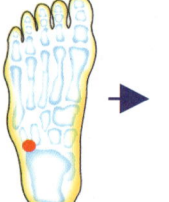	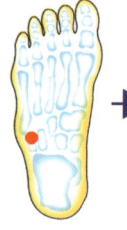	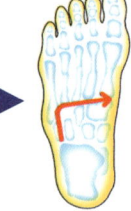
검지관절	검지·중지관절	검지관절	검지관절	검지관절

26. 복강신경총	27. 실면점	28. 생식선
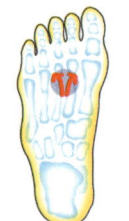	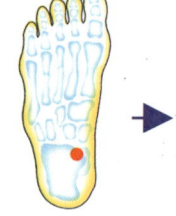	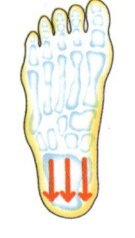
앙엄지중앙	검지관절	검지·중지관절

* 오른쪽 발바닥에는
심장, 비장, 하행결장, 항문
반사구가 없습니다.

 발책

62 반사구 수법 익히기 (오른발)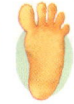

28. 흉추&요추&선골   29. 내미골   30. 자궁&전립선

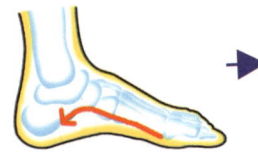 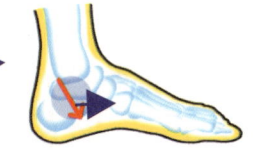

엄지중앙　　　　　검지측면　　　　　검지측면

31. 성기&음도   32. 고관절&직장&항문   33. 난소&정소

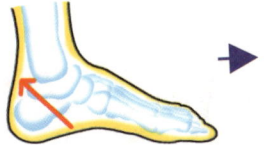 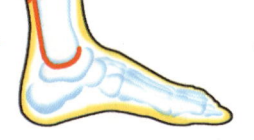 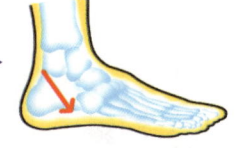

엄지중앙　　　　　엄지중앙　　　　　검지측면

34. 외미골   35. 슬관절   36. 팔&손

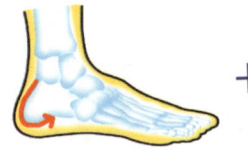 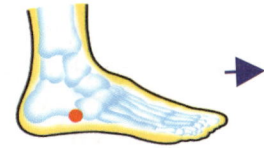 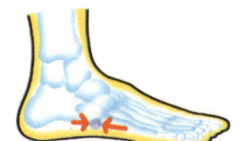

검지측면　　　　　검지관절　　　　　검지·중지관절

37. 어깨   38. 견갑골   39. 고관절&하복부

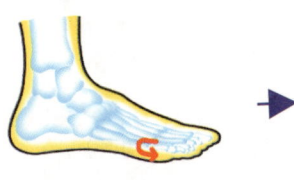 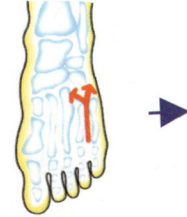 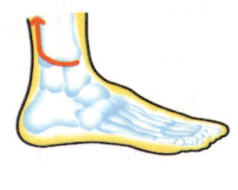

검지관절　　　　　양엄지중앙　　　　엄지중앙

62 반사구 수법 익히기 (오른발)

40. 상악&하악 → 41. 편도선 → 42. 식도&흉부임파&내이미로 → 43. 흉부

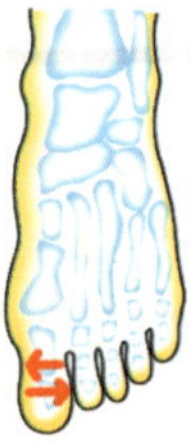

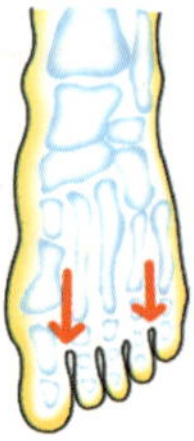

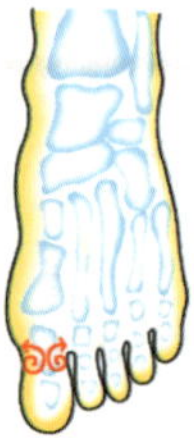

양엄지끝 / 양엄지끝 / 양검지중앙 / 엄지중앙

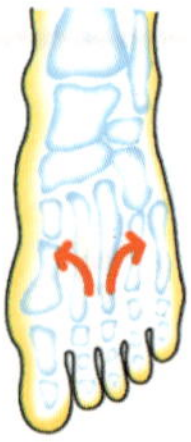

44. 횡격막 → 45. 늑골 → 46. 상·하부임파 → 47. 서혜부

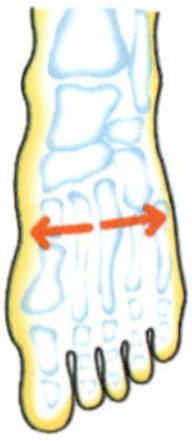

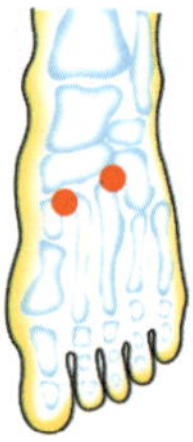

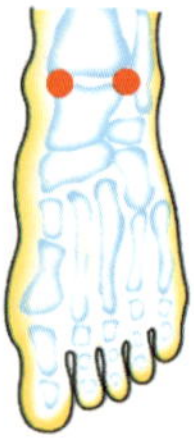

양검지측면 / 양검지끝 / 양검지측면 / 엄지중앙

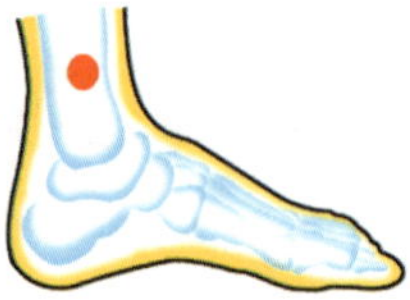

48. 좌골신경 → 49. 객담배출구 → 50. 신장 → 51. 수뇨관 → 52. 방광

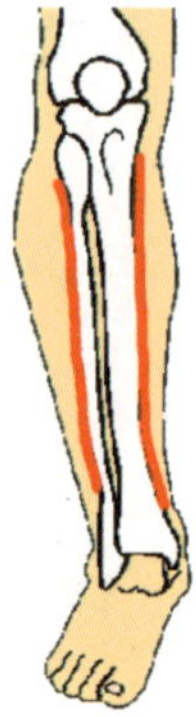

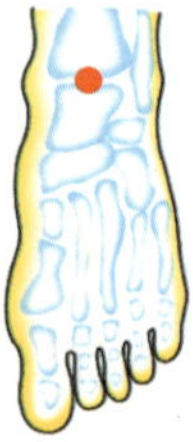

엄지·검지로 밀어올리기 / 양엄지중앙 / 검지관절 / 검지관절 / 검지관절

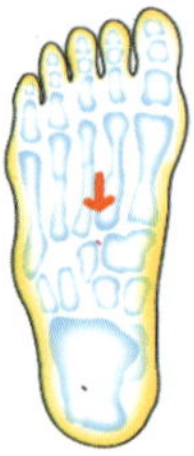

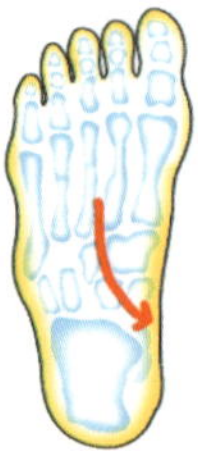

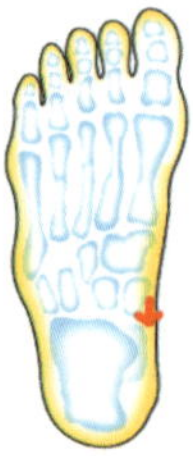

 발책

Part. 6
말로인해 건강해지기..

1. 여성들에게 흔히 나타나는 질환
2. 남성들에게 흔히 나타나는 질환
3. 우리가 흔히 걸릴수 있는 질환들
4. 내과질환
5. 기타질환

1. 여성들에게 흔히 나타나는 질환들...

1. 변비
2. 빈혈
3. 여드름
4. 생리불순
5. 생리통
6. 냉증
7. 저혈압
8. 갱년기
9. 비만
10. 방광염
11. 성불감증
12. 정맥류
13. 불임증

1. 변비(便秘) Constipation

음식물 찌꺼기가 대장을 너무 천천히 통과하여 배변 횟수가 줄어들면서 대변이 정상적으로 나오지 않는 증세를 말한다. 대부분의 경우 변비는 식사 중에 섬유질과 수분섭취 부족으로 발생한다. 이 때문에 치질, 복부팽만, 두통, 치핵등의 많은 질환들이 변비로부터 야기 될 수 있다.

민간요법

꿀 40g과 소금 8g을 물 100ml에 타서 아침에 빈속에 먹는다. 이것을 2~5일간 계속하여 주면 며칠씩 대변을 보지 못한 것을 치료한다.

반사구

신장 →수뇨관 →방광 →위 →소장 →상행결장 →횡행결장 →하행결장 →S상결장 →항문

따라해보세요!!

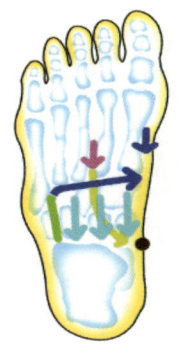 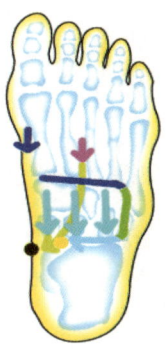

* 변비에는 족삼리, 상거허, 하거허, 행간등의 혈자리를 눌러주면 효과가 빨라져요!!

2. 빈혈(貧血) Anaemia

혈액 속의 적혈구나 혈색소의 양이 감소한 상태를 빈혈이라고 한다. 빈혈이 있으면 몸이 나른하며 남달리 추위를 느끼게 된다. 빈혈이 계속되면 얼굴과 전신의 피부가 창백해지고, 다리가 약간 붓거나 미열이 나기도 한다. 이러한 증세는 원인에 관계없이 어떠한 빈혈에도 나타나므로 빈혈의 일반 증세라고 한다.

민간요법

마른 생강을 태운 가루와 감초 가루를 각각 2:1의 비율로 섞어 한 번에 15g씩 하루 3번 식후 30분 후에 먹는다.

반사구

신장→ 수뇨관→ 방광→ 뇌하수체→ 갑상선→ 위→ 십이지장→ 소장→ 상행결장→ 하행결장→ 비장

따라해보세요!!

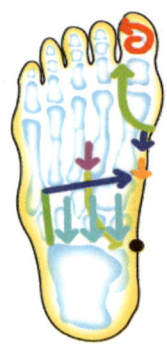 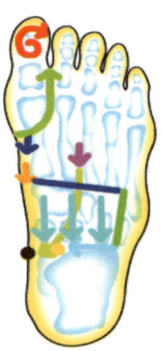

* 빈혈에는 반사구 외에 해계, 신맥, 태충, 조래의 혈자리를 누르면 효과가 빨라져요!!!

 발책

3. 여드름(痤瘡) Acne

여드름(피지 이상이라고 할 수 있다)
모공에 피지가 막히고 거기에 여러 가지 원인이 더해져서 염증을 일으키는 것이 여드름인데 그밖에도 여러 가지 병이 있다. 반대로 피지의 분비가 적어서 피부가 꺼칠꺼칠해지는 전피증도 있다.

민간요법

알로에 잎을 깨끗이 씻어 잘게 썰어서 한번에 5g씩 아침, 저녁으로 매일 먹는다.

반사구

부신→ 신장→ 수뇨관→ 방광 →뇌하수체 →폐, 기관지 →위 →상행결장 →횡행결장 →하행결장 →S상결장→ 항문→직장

따라해보세요!!

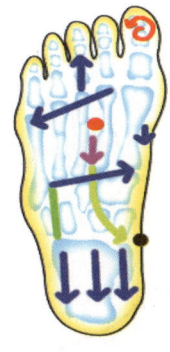 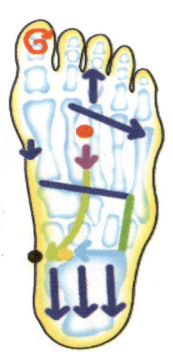 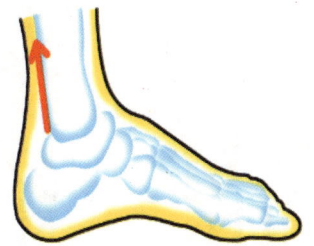

* 여드름에는 반사구외에 **족삼리, 하거허, 합곡, 삼음교, 태충**등의 혈자리를 눌러주세요,, 아주 빠른 효과를 볼 수 있어요!!!

4. 생리불순(生理不順)
Menstrual disorder

여성들에게 흔히 볼 수 있는 여러 가지 질병으로 생기는 생리이상, 생리주기가 불규칙하거나, 출혈이 오래 지속되거나 혹은 출혈량이 많거나 적어지며 생리 없어지는 병이다.

민간요법

삼지구엽초 5g, 백지 3g, 익모초 2g을 섞어서 물을 적당히 넣어 달여서 찌꺼기를 버리고, 그 물을 다시 달여서 엿처럼 된 다음 한 번에 다 먹는데 식사 전에 복용한다. 하루에 세 번식 이런 방법으로 달여 먹는다.

반사구

부신 →수뇨관 →방광 →뇌하수체 →갑상선 →복강신경총 →생식선 →자궁

따라해보세요!!

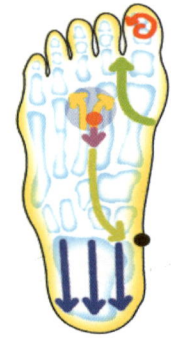 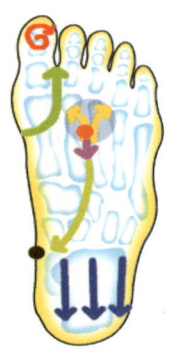 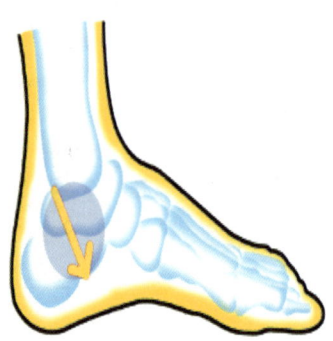

* 생리가 불규칙할 경우 **위중, 삼음교, 태계**의 혈자리를 눌러주면 효과가 더 빨라져요!!

 발책

5. 생리통(生理痛)
Menstral pain

생리 전·후, 생리 시에 허리가 몹시 아프거나 하복부의 위하감, 뻐근함, 가벼운 아픔 등의 불쾌한 증세를 느끼며 생활과 사회 활동에 영향을 주는 증상이다.

민간요법

익모초 50g을 약효에 이상 없게 깨끗하게 볶아 가루 내어 한번에 15g씩 하루에 3번 먹는다.

반사구

신장 →수뇨관→ 방광 →자궁 →음도 →하복부 →흉부임파선

따라해보세요!!

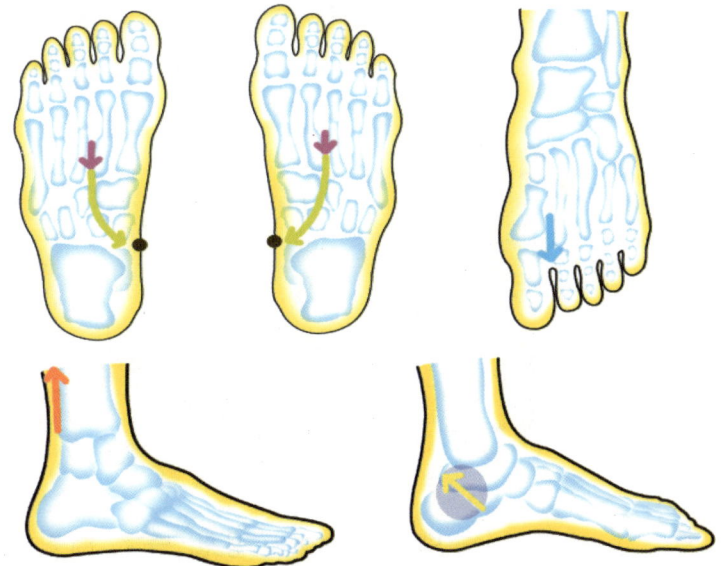

* 생리통이 있을 경우 삼음교, 태계, 하거허의 혈자리를 눌러주면 효과가 빨라져요!!!

6. 냉증(冷症)

외음, 질, 자궁경관, 자궁 등의 여성성기 내부는 점막으로 되어 있는데 이 점막의 표면은 점막내부에 있는 선세포에서 분비되는 액체로 항상 젖은 상태를 유지하고 있다. 이 분비물이 생리적이거나 병적 원인에 의해서 많이 생겨 질 밖으로 배출되는 상태를 가리켜 냉이 흐른다고 말하고 있는데 정식 명칭은 대하라고 부른다.

민간요법

익모초를 꽃이 필 무렵에 채취하여 햇볕에 말려 곱게 가루를 낸다. 이것을 한번에 5~7g씩 하루 세 번 밥 먹기 전에 물에 타서 먹는다. 또는 익모초를 엿처럼 달여서 알약을 만들어 오래 먹으면 더욱 좋다.
* 익모초는 모든 부인병에 사용되며 특히, 냉·대하, 생리불순에 많이 사용한다.

반사구

신장→ 수뇨관→ 방광→ 뇌하수체→ 갑상선→ 간 →비 →복강신경총 →생식선 →자궁→ 음도 →하부임파

따라해보세요!!

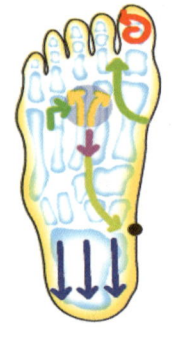 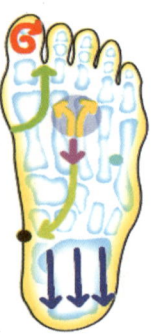 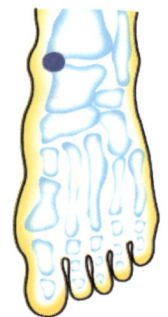

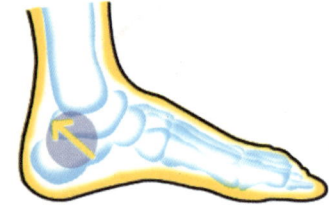

* 냉, 대하증에는 용천, 태계, 태충, 삼음교, 족삼리, 공손의 혈자리를 눌러주세요!!!
10~20일이면 효과를 볼 수 있어요!!!

7. 저혈압(低血壓) Hypotnsion

최대혈압이 90mmg이하가 되고 이 때문에 여러 가지 증세가 나타나는 경우를 저혈압이라고 한다. 저혈압이 생기면 머리가 무겁고 두통, 현훈증, 이명, 심계항진, 불면, 피로 등이 생기며 여자에게는 생리불순이 일어나는 일이 있다.

민간요법

구기자와 음양곽을 5:5로 썩어서 달여 수시로 마신다.

반사구

부신 →신장 →수뇨관 →방광→ 대뇌→ 갑상선→ 폐, 기관지 → 내이미로

따라해보세요!!

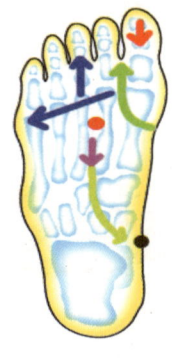 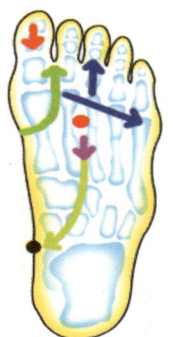 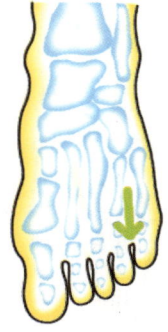

* 저혈압일 경우 반사구외에 **태계, 태충, 족삼리, 삼음교**등의 혈자리를 눌러주면 효과가 빨라져요!!!

8. 갱년기(更年期) Climacteric

여성의 경우 대략 45~50세 사이에 폐경을 맞게 되는데 폐경 이후에 마음이 초조하고 윗 가슴이나 목에서 갑자기 열이 생겨 얼굴과 팔로 뻗쳐나가는 증상을 말한다.

민간요법

복령을 껍질을 벗겨 말린 후 30g과 약쑥을 물 500ml 에 넣어서 약한 불에 2시간 정도 다려서 찌꺼기는 버리고 하루 3번 식사 전에 마신다.

반사구

부신→ 신장→ 수뇨관→ 방광→ 뇌하수체→ 대뇌→ 목과 근육→ 부갑상선→ 갑상선→ 복강신경총→ 자궁

따라해보세요!!

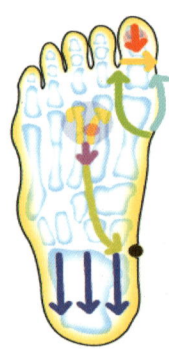 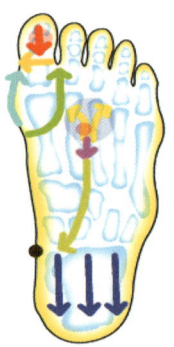 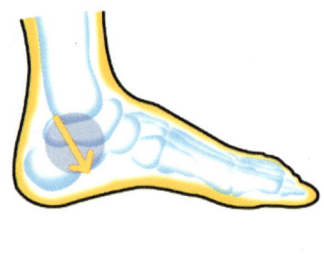

* 갱년기에는 반사구외에 **용천, 태계, 족삼리, 삼음교, 태충, 행간, 양능천**등의 혈자리를 눌러주면 효과가 빨라져요!!!

9. 비만(肥滿) Obesity

섭취하는 영양분에 비하여 육체적 활동을 통한 에너지의 소비가 적은 것이 기본 원인이 된다. 즉 식사를 통해 섭취되는 열량이 소비되는 열량보다 많아 여분의 열량이 피하지방 또는 지방조직으로 바뀌어져 몸 안에 정상 때보다 많이 축적된 때에 비만증이 된다.

민간요법

호박죽을 끓여 먹는다. 자주 먹으면 오줌이 많이 배출되어서 몸의 질량이 줄어든다.

반사구

부신 →신장 →수뇨관 →방광 →뇌하수체 →갑상선 →부갑상선 → 심장

따라해보세요!!

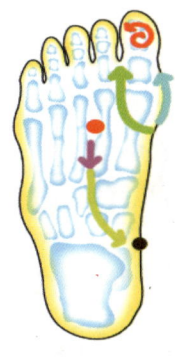 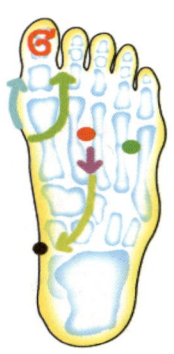

* 비만에 좋은 혈자리는 **삼음교, 용천, 족삼리, 상거허, 하거허, 내정**이예요.. 반사구와 함께 눌러주세요!!!

10. 방광염(膀胱炎) Cystitis

방광은 신장에서 들어온 소변을 받아 두었다가 일정한 정도가 되면 밖으로 내보내는 역할을 하며, 방광점막의 염증이 생긴 것을 방광염이라고 한다. 증상은 오슬오슬 추우면서 열이 나고 오줌을 제때에 눗지 못하거나 오줌이 잘 나오지 않으며 묵직하고 방광 부위가 아프다.

민간요법
파(잎, 줄거리, 뿌리)를 깨끗이 씻은 다음 잘라서 찧어 가제나 엷은 천에 싸서 아랫배 아픈 곳에 찜질한다. 한번에 4시간씩 하루 두 번 정도 하는 것이 좋다.

반사구
신장→ 수뇨관→ 방광→요도 →부갑상선→ 비장→ 소장→ 상행결장 →횡행결장→ 하행결장→ S상결장→ 항문→ 직장→ 흉부임파→ 상·하부임파

따라해보세요!!

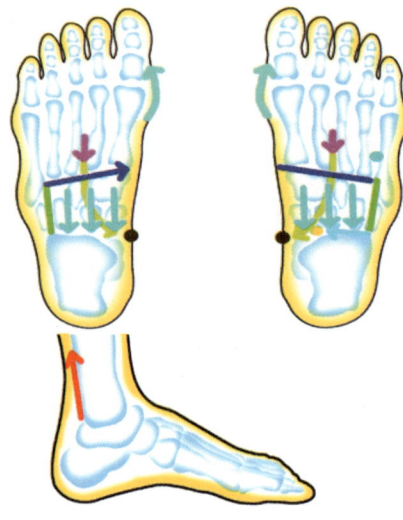
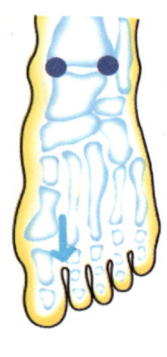

11. 성불감증 Frigidity

여성이 성적쾌감이나 기쁨을 경험할 수 없는 것인데 불감증의 원인은 두려움, 죄의식 열등감 등으로부터 유래되어 정신적인 것이 큰 원인으로 알려져 있다.

민간요법

녹용을 곱게 가루 내어 한번에 2~3g씩 하루에 3번 복용하면 호전된다.

반사구

부신 →신장 →수뇨관 →방광 →뇌하수체 →갑상선→ 생식선→자궁 →난소

따라해보세요!!

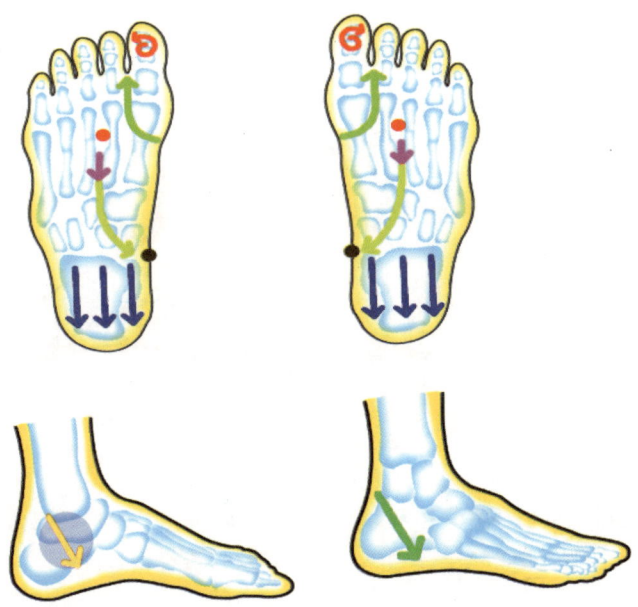

12. 정맥류 Varicose veins

정맥류란 확장된 정맥이 피부표면에 나타나는 증상으로 주로 여성이 임신 중에는 나타나다가 출산 후에는 없어진다.
이때에는 꽉 끼는 양말이나 벨트, 하이힐은 신지 않는 것이 좋다.
정맥류 예방으로는 다리를 꼰 상태로 오랫동안 앉아 있지 말고 자세를 자주 바꾸어 주는 것과 가능하면 자주 심장보다 다리를 높이하고 있는 것이 좋다

민간요법

잘 익은 참외의 꼭지를 도려내고 씨를 파낸 다음 꿀을 3~4 숟가락을 넣어 12시간 지난 다음에 아침, 저녁으로 한개씩 먹는다.

반사구

부신→ 신장→ 수뇨관→ 방광→ 부갑상선→ 경추→ 흉추→ 요추→ 선골

따라해보세요!!

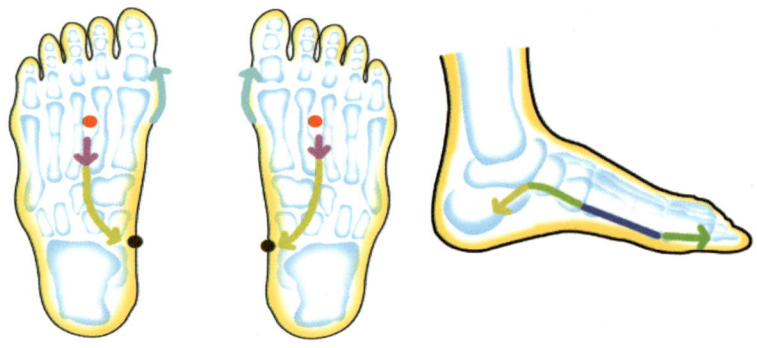

* 정맥류환자는 압이 거의 없이 가볍게 하는 것이 좋으며, 심한 정맥류 환자는 발마사지를 하지 않는 것이 좋습니다!!!

13. 불임(不姙) Infertility

임신을 못하는 현상인데 배란기에 성관계를 가져도 몇 년 동안 임신이 되지 않는 것이며, 10개월 동안 정상적인 임신을 지속시키지 못하는 경우도 있다. 일반적으로 호르몬의 불균형으로 나타난다.

민간요법

말린 쑥 12g에 물 600ml를 넣어 천천히 달여 물이 절반쯤 되면 쑥은 건져버리고 계속 졸여 100ml쯤 되면 하루 세 번에 나누어 먹는다.

보름동안 먹어보아 몸이 더워지면 약을 더 쓰지 말고 경과를 보아가면서 써야한다. 너무 많이 쓰면 도리어 몸을 덥게 하여 피가 마를 수 있으므로 주의해서 써야한다.

* 쑥은 뜸쑥으로 쓰는 이외에 부인들의 아랫배가 차면서 생리가 고르지 못하거나 몸이 실하면서 대하가 있고 속이 차면서 임신하지 못하는데 쓰면 몸이 더워지면서 병증상이 없어지고 임신할 수도 있다.

반사구

신장 →수뇨관 →방광 →뇌하수체 →갑상선 →생식선 →자궁 →요추

따라해보세요!!

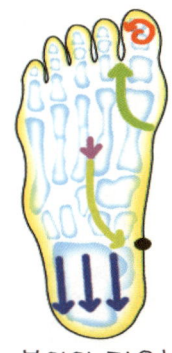 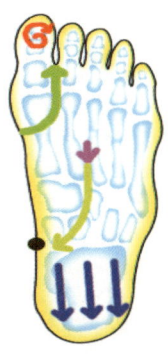 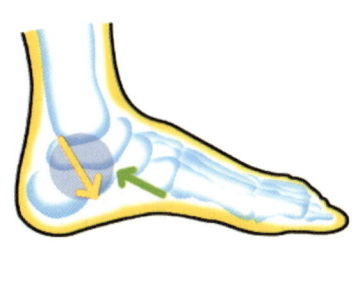

* 불임일 경우는 반사구 외에 **삼음교, 태계**의 혈자리를 눌러주세요!!

2. 남성들에게 흔히 나타나는 질환들...

1. 간염
2. 십이지장 궤양
3. 고혈압
4. 임포텐즈
5. 통풍
6. 만성위염
7. 중풍
8. 간경변
9. 동맥경화
10. 전립선염
11. 파킨스씨병

1. 간염(肝炎)
Inflammation of the liver

간염에는 급성과 만성이 있다. 이 병의 증상은 주로 황달이다. 그러나 황달이 없을 수도 있으며 증상이 다양하게 나타날 때도 있다. 초기에는 몹시 피곤해하며 으슬으슬 춥고 점차 오른쪽 윗배가 아프고 38~39℃의 열이 나면서 밥맛이 없고 구역, 구토 등이 있다. 처음에는 위장병으로 생각할 수도 있다. 그러나 약 1주일 이상 지나면 열이 내리면서 동시에 황달이 생긴다. 처음에는 진한 노란색이며 심하면 맥주색으로 되며 얼굴과 눈 흰자위가 황색으로 된다. 점차 온몸이 노랗게 되었다가 노란색이 차츰 없어지면서 진행되어 간다.

민간요법

냉이를 깨끗하게 씻어서 햇볕에 말리거나 생채로 나물을 무쳐서 먹는다. 냉이와 쌀을 3:1 비율로 하여 죽을 쑤어 먹으면 좋다.

반사구

신장→ 수뇨관→ 방광→ 부갑상선→ 위→ 십이지장→ 간→ 담 →
복강신경총→ 흉부임파→ 상·하부임파

따라해보세요!!

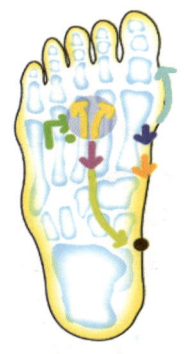 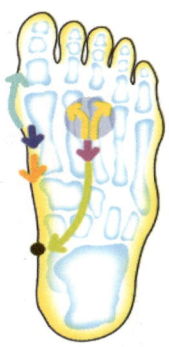 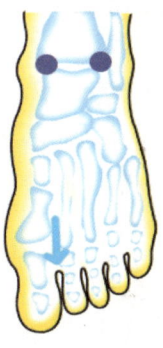

* 만성간염에는 반사구 이외에 **용천, 태계, 조해, 행간, 태충, 족삼리, 풍륭, 태백**의 혈자리를 누르면 효과가 빨라져요!!

2. 위·십이지장 궤양(胃·十二指腸潰瘍)
Stomach·Duodenal Ulcer

위 및 십이지장 궤양은 위 및 십이지장의 벽이 허는 병이다. 이병에 걸리면 주로 윗배가 아프다. 그러나 십이지장 궤양은 밥 먹은 다음 2~3시간 있다가 아프기 시작한다. 특히 빈속일 때나 밤 12시 이후에 아픈 경우가 많다. 그러나 이런 시간적 관계는 병의 초기에 명확하나 만성으로 경과하면서 불규칙해진다.
제때에 치료하지 않으면 앓는 과정에 위에 구멍이 뚫어 질 수 있으며 위에서 출혈이 생겨 피를 토하는 경우도 있다.

민간요법

오징어 뼈를 물에 깨끗이 씻은 다음 햇볕에 며칠동안 말려 불에 구워서 가루를 낸다. 오징어뼈 가루와 감초 가루를 같은 양을 섞어서 한번에 3~4g씩 하루 3번 식후에 먹는다.

반사구

신장 →수뇨관 →방광 →부갑상선 →위 →췌장 →십이지장 →간→ 복강신경총

따라해보세요!!

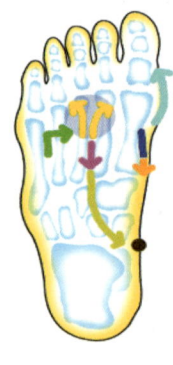 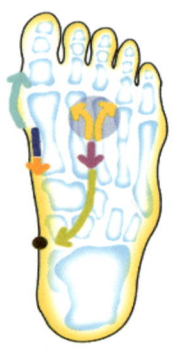

* 십이지장 궤양에는 반사구 외에 **여태, 족삼리, 양릉천, 태백, 공손**의 혈자리를 누르면 효과가 빨라져요!!!

3. 고혈압(高血壓)
Hypertension

혈압은 제일 높은 혈압과 제일 낮은 혈압이 있다. 정상적인 사람의 제일 높은 혈압은 쉽게 말해서 자기 연령에다 90을 더한 숫자이다. 그러나 모든 경우에 다 이렇게 되는 것은 아니며 사람의 연령과 개개인에 따라 다소 차이가 있으며, 또 같은 사람에게도 그 사람의 상태와 기타 환경에 따라 다르다. 고혈압이라 하면 원인은 잘 모르나 제일 높은 혈압이 150, 제일 낮은 혈압이 90이상 되는 경우를 말한다.

민간요법

칡뿌리를 깨끗이 씻어서 햇볕에 말린 후 가루를 내어 한번에 반 숟가락씩 하루 세 번 먹으면 효과가 있다.

반사구

부신→ 신장→ 수뇨관→ 방광→ 뇌하수체→ 대뇌→ 목→ 갑상선→ 심장→ 폐→ 간→ 복강신경총

따라해보세요!!

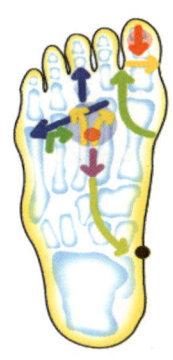
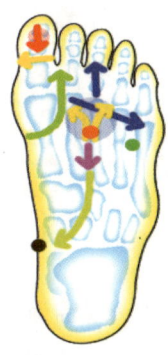

* 고혈압은 반사구 외에 **용천, 태계, 조해, 행간, 태충, 족삼리, 풍륭, 태백**의 혈자리를 눌러주면 효과가 빨라져요!!!

4. 임포텐즈 Impotence

사정까지의 시간이 짧아서 여성이 성적 쾌감을 느끼기 전에 사정하는 것을 말한다. 그것이 때로는 부부간의 성적 불만의 원인이 되는 일도 있다. 사정까지의 시간에는 개인차가 있으며 성관계 당시의 신체적, 감정적인 조건, 주위환경 등에 따라 많은 차이를 보이므로 몇 분간에 사정하는 것이 정상이고 몇 분 이내는 조루라고 말할 수는 없다. 사정까지의 시간이 짧아도 배우자가 성적 쾌감을 느끼면 다른 문제가 없는 것이다.

민간요법

돼지 콩팥에 두충을 넣어 푹 삶은 다음 두충찌꺼기는 버리고 국물과 콩팥만 먹는다.

반사구

부신→ 신장→ 수뇨관→ 방광→ 뇌하수체→ 갑상선→ 생식선→ 요도 → 전립선

따라해보세요!!

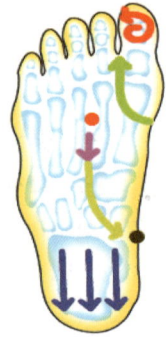 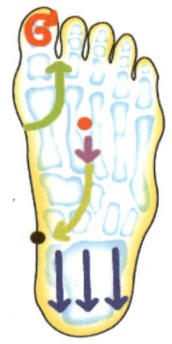 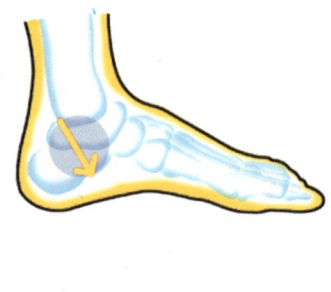

* 임포텐즈일 경우 반사구 외에 **용천, 태계, 태충, 양능천, 삼음교, 족삼리, 음릉천**과 같은 혈자리를 눌러주면 효과가 빨라져요!!!

5. 통풍(痛風) Gout

통풍은 푸린 신진대사의 장애로 혈액에 요산이 증가되어서 생기는 병으로서 그 원인은 아직 모른다. 건강한 사람이 아무런 이상한 증세도 없는데 갑자기 관절통이 일정한 간격을 두고 반복하여 앓는 것을 흔히 볼 수 있는데 통풍의 증상일 수 있으며, 주로 여성보다는 남성에게 많이 발병한다.

민간요법

질경이의 잎과 줄기 15g을 진하게 달여 마신다. 또 질경이의 씨를 가루 내어 한번에 차 숟가락으로 1개씩 하루 3번 식전에 먹는다.

반사구

신장→ 수뇨관→ 방광

따라해보세요!!

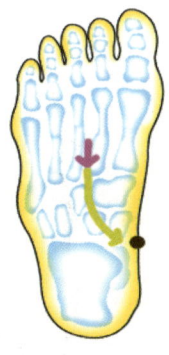 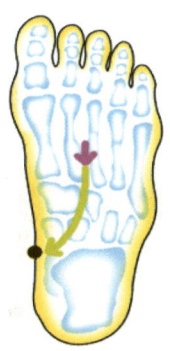

* 통풍에는 **족삼리, 승근, 상거허** 등의 혈자리를 눌러주세요!!!

6. 만성위염(慢性胃炎)

만성위염은 급성위염을 잘 치료하지 못하거나 혹은 너무 찬 음식, 너무 뜨거운 음식을 즐겨먹는 습관이 있을 때, 또는 잘 씹어 먹지 않는 습관 등으로 인하여 생길 수 있다.

민간요법

솔잎을 그늘에서 말린 후 가루 낸것 12kg과 대추씨를 뺀 것 300g, 찹쌀밥을 말려 가루 낸것 300g을 함께 잘 섞은 후 꿀로 반죽하여 과자를 만들어 한번에 3-4개씩 하루에 두 번 복용 한다.

반사구

신장→ 수뇨관→ 방광→ 뇌하수체→ 대뇌→ 폐, 기관지→ 위→ 십이지장→ 비장→ 간→ 소장→ 상행결장→ 횡행결장→ 하행결장→ S상결장→ 항문→ 식도

따라해보세요!!

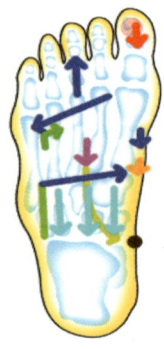 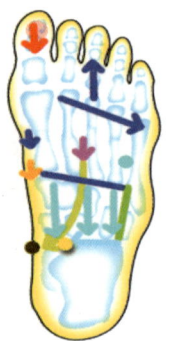 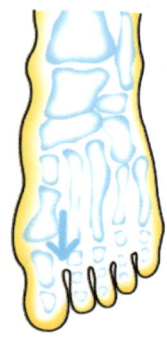

* 만성위염일 경우 반사구외 **족삼리, 상거허, 하거허, 삼음교, 태충, 양능천**등의 반사구를 눌러주세요.. 10일정도면 효과를 보실 수 있습니다!!!

발책

7. 중풍(中風) Apoplexy

흔히 쓰는 중풍이라는 말은 뇌졸증 발작에 의해서 반신불수가 되거나 손발이 마비되는 병을 가리킨다. 뇌졸증이란 뇌동맥의 장애에 의해서 갑작스러운 의식장애와 운동마비를 일으키는 증세를 말한다.

민간요법
수박꼭지를 도려내고 수박 속을 휘저어 놓은 다음 소주를 가득 채우고 꼭지를 닫고 질그릇에 담아 중탕으로 익혀 꼭 짜서 마신다.

반사구
부신→ 신장→ 수뇨관→ 방광→ 뇌하수체→ 폐, 기관지→ 대뇌→ 갑상선→ 내이미로→ 비장→ 위장→ 소장→ 상행결장→ 횡행결장→ 하행결장→ S상결장→ 항문→ 경추→ 흉추→ 요추→ 선골→ 내·외미골→ 슬관절→ 팔과 손→ 어깨→ 흉부임파→상·하부임파→ 서혜부

따라해보세요!!

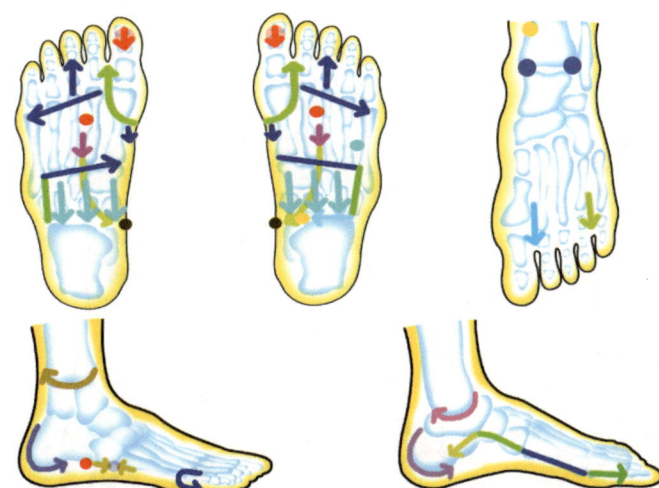

* 중풍에는 반사구외에 족삼리, 해계, 삼음교, 태계, 용천, 태충, 양능천, 신맥, 조해등의 혈자리도 눌러주세요.. 급성중풍일 경우 몇 달만해도 효과를 보지만 그렇지 않을 경우 오랫동안 시술해야해요!!

8. 간경변(肝硬變)
Liver cirrhosis

간경변이란 노화와 염증으로 인해 간세포를 굳게 만드는 질병이다. 알콜과음, 영양결핍, 기타 만성영양장애, 내분비 및 신진대사장애 등이 병의 원인으로 된다. 이런 독소나 질병이 장기간에 걸쳐 간장에 해를 주어 간세포가 파괴되고 이에 따라서 간장이 경화되는 것이다.

민간요법

당삼, 복령, 맥아, 단삼, 당귀, 백작, 하수오를 각각20g, 백출, 별갑, 지각, 사인, 각각15g, 침향10g, 감초5g을 물에 달여서 하루에 2번씩 복용한다.

* 간경변증으로 복수가 오고 식욕이 떨어지며 배가 부르고 간장이 굳을 때 쓴다.

반사구

신장→ 수뇨관→ 방광→ 췌장→ 십이지장→ 간→ 담낭→ 흉부임파 → 상·하부임파

따라해보세요!!

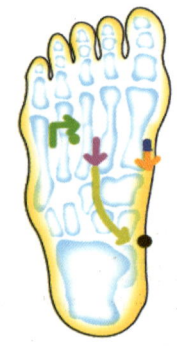 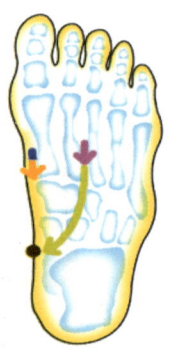 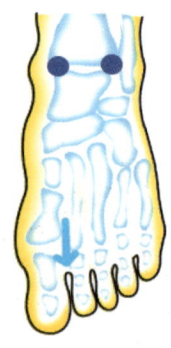

발책

9. 동맥경화(動脈硬化)
Arteriosclerosis

동맥경화는 동맥의 벽이 두꺼워지고 탄성이 적어지며 굳어지고 혈관내강 이 좁아져서 혈액순환의 장애를 일으키는 병이다. 초기증상은 근육통, 피로, 경련헐 통증이 다리와 발목에서 발생하며 동맥이 막히는 곳에 따라 엉덩이와 허벅지에도 통증이 온다.

민간요법

생야채에는 혈관을 튼튼히 하는 모든 물질이 들어 있다. 하루에 적어도 생야채 300g을 섭취하면 동맥경화에 걸릴 위험성이 적어 질 수 있다. 다섯 가지 야채를 뿌리를 통채로 썰어 죽처럼 만든 다음 식초로 맛을 돋구어 먹는다.

반사구

부신 →신장 →수뇨관 →방광

따라해보세요!!

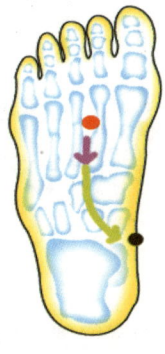 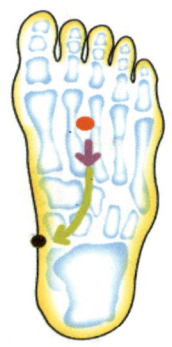

10. 전립선염(前立腺炎)

남성생식기에서 가장 빈번하게 병이 발생하는 곳인데 전립선염(전립선의 양성비대증), 빈뇨, 배뇨량의 증가, 배뇨가 힘들다던지 소변을 볼 때 통증이 동반되는 것은 모두 전립선 이상에서 오는 것이다.

민간요법

호박씨나 호박씨 기름을 섭취한다. 호박씨에는 아연의 함량이 높아서 모든 종류의 전립선질환에 유용하다 전립선인 경우 매일 물을 2~3L씩 마신다. 오줌을 잘 나오게 하고 방광염, 신장염을 예방해주는 효과가 있다.

반사구

부신→ 신장→ 수뇨관→ 방광→ 뇌하수체→ 부갑상선→ 생식선→ 요도→ 전립선→ 흉부임파→ 상·하부임파

따라해보세요!!

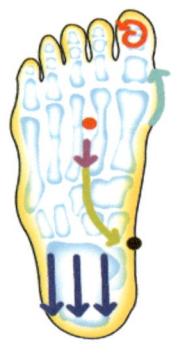 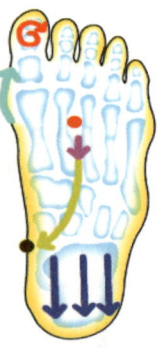 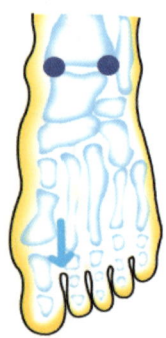

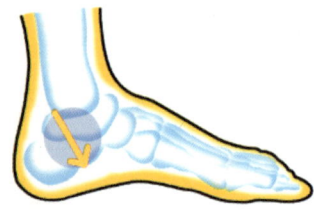

* 전립선염에는 반사구외에 **삼음교, 태계**등의 혈자리를 누르면 효과가 빨라져요!!!

 발책

11. 파킨스씨병
Parkisons disease

손이 떨리고 마비가 오는 것으로 전신마비라고도 불리는 병으로 신경계에 영향을 미치는 퇴행성 질환이다.

민간요법
견과류, 곡물 그리고 생우유와 함께 75%정도 생식을 하는 것이 좋다.

반사구
신장 →수뇨관 →방광 →대뇌 →목과 근육 →부갑상선 →갑상선 →위 →십이지장 →소장 →상행결장 →횡행결장 →하행결장 →S상결장 →항문 →경추 →흉추 →요추 →선골 →어깨 →팔&손 →고관절 →임파

따라해보세요!!

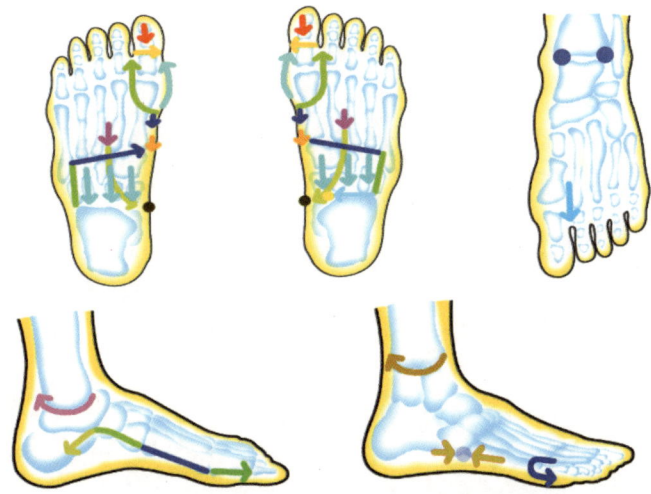

* 파킨스시병에는 반사구외에 **상거허, 족삼리, 승근**등의 혈자리를 누르면 효과가 빨라져요!!!

3. 우리가 흔하게 걸릴 수 있는 질환들…

1. 설사
2. 소화불량
3. 딸꾹질
4. 편두통
5. 멀미
6. 치통
7. 불면증
8. 구토
9. 두통
10. 감기
11. 식욕부진
12. 신장결석
13. 식중독

1. 설사(泄瀉) Diarrhoea

1) 장 자체의 병 즉 장염, 장궤양, 장종양등 각종 세균의 작용으로 발생한다.
2) 신경성 설사는 신경 실조자에서 보이며 정신작용의 영향(불안, 공포등)에 기인하여 생긴다.
3) 알레르기성 설사는 특히 달걀, 생선, 고기, 딸기 등의 섭취에 의하여 일어난다.
4) 소화불량성 설사는 소화가 잘 안되는 음식물 섭취 시 이에 의한 자극으로 생긴다.

민간요법

배가 아프면서 설사를 계속하고 갈증이 날때에는 사과 2~3개를 반씩 쪼개어 씨가 있는 부분은 버리고 즙을 만들어서 한번에 50~100ml씩 하루에 세 번 복용한다.

반사구

신장 →수뇨관 →방광 →위 →십이지장 →소장 →상행결장 →횡행결장 →하행결장 →S상결장 → 항문

따라해보세요!!

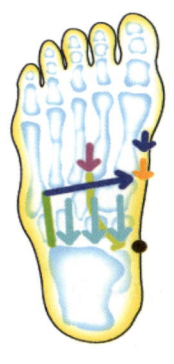
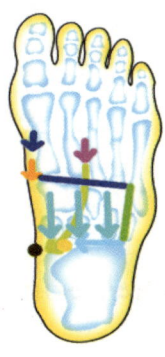

* 만성설사에는 폐, 비장, 간, 담낭, 하부임파 반사구를 더 눌러주세요!!
족삼리, 상거허, 하거허, 태충, 용천, 태백, 삼음교는 설사에 좋은 혈자리 입니다.

2. 소화불량(消化不良)
Indigestion

먹은 음식물이 위속에 머물러있고 잘 내려가지 않는 증상인데 위, 소장, 대장에 장애가 생기는 것으로 증상은 가스를 포함해서 복통, 속쓰림, 트림, 더부룩함, 오심, 구토 등이 일어난다.

민간요법

돼지고기를 먹고 체 했을 때는 곶감 3~5개 정도를 물 한 그릇 (1000ml)에 다려서 (500ml)가 되면 빈속에 하루 3번 마신다.
찬 음식을 먹고 체하면 생강 껍질을 벗기고 물을 조금 넣어 믹서에 갈아서 설탕을 약간 넣고 깨끗한 천에 즙을 짜내어 빈속에 한 숟가락씩 하루 3번 먹는다.

반사구

신장→ 수뇨관→ 방광→ 갑상선→ 비장→ 위→ 췌장→ 십이지장

따라해보세요!!

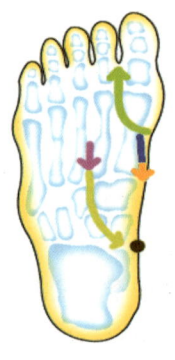 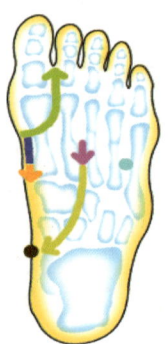

* 소화불량에는 **충양, 족삼리, 상거허, 하거허** 등의 혈자리를 눌러주면 효과가 빨라져요!!

3. 딸꾹질 Hiccup

횡격막에 어떤 자극을 받으면 생긴다.

민간요법
질경이를 믹서에 갈아서 깨끗한 천에 짜서 즙을 내어 2~3 숟가락씩 마신다.

반사구
신장→ 수뇨관→ 방광→ 복강신경총→ 흉부임파→ 횡격막

따라해보세요!!

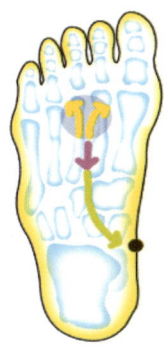 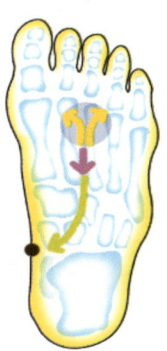 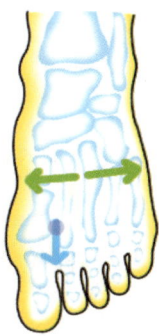

* 딸꾹질을 할때에는 눈썹 머리부분에 있는 **찬죽혈**과, 눈썹 중앙인 **어요혈**을 자극하거나 눈을 감고 살짝 눌러주세요!!

4. 편두통(偏頭痛) Megrim

두통은 흔히 볼 수 있는 증세이다. 몹시 심한 두통 때에는 구토를 일으킬 수도 있다. 머리 전체가 아픈 것과 이마 쪽에 특히 아픈 것은 여러 가지 경우가 있다. 편두통인 경우 머리의 한쪽만이 아프다. 그리고 발작적으로 단시간 아픈 것, 때때로 아픈 것, 연속적으로 아픈 것 등 여러 가지이다.

두통은 열이 나거나 머리 근처의 조직에 병이 있거나 뇌막이나 뇌에 병이 있거나 뇌의 혈액순환에 변화가 있거나 하면 나타날 수 있고 또 습관성 혹은 신경성으로도 두통이 생길 수 있다.

민간요법
마늘 두 쪽을 찧어서 술 3잔에 섞어서 하루 한번씩 세 번 식후에 복용한다.

반사구
신장→ 수뇨관→ 방광→ 대뇌→ 전두동→ 간뇌→ 삼차신경→ 경추

따라해보세요!!

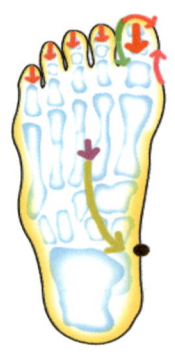 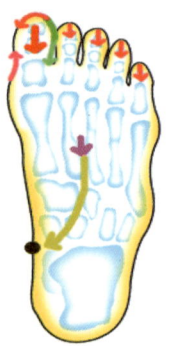

* 편두통이 있을 때에는 **해계, 곤륜, 태충, 용천**을 눌러주세요!!!

발책

5. 멀미 Motion sickness

기차나 자동차, 배 같은 것을 탔을 때 생기는 증상으로 극심한 두통, 오심, 구토의 증상을 말한다. 이러한 증상들은 과도한 움직임이 귀의 전정기관, 눈, 감각신경으로 하여금 서로 잘못된 신호를 뇌로 보내서 뇌에서 잘못 해석하여 발생하는 것이다.

민간요법

레몬 끝에 구멍을 내어서 즙을 마시면 된다.
또는 두 번째 발가락을 1회용 반창고로 감싸준다.

반사구

신장 →수뇨관 →방광 →귀 →전두동 →내이미로

따라해보세요!!

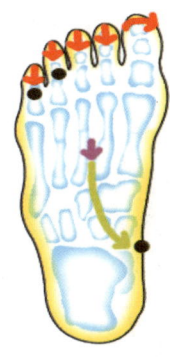 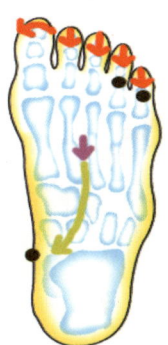 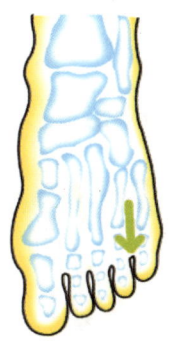

* 멀미에는 충양, 족삼리, 위중, 양릉천, 용천의 혈자리를 눌러주세요!!!

6. 치통(齒痛) Toothache

이 앓이에서 생기는 통증을 말한다. 보통 치주염이나 치막염 같은 때나 이빨을 다쳤을 때 생긴다. 몹시 아플 때는 귀에서 머리까지 아프고 통증이 어깨까지 내려오는 경우도 있다.

민간요법

파뿌리의 수염이 달린 부위에서 3~5cm의 길이까지 자른 것 3~5개를 준비한다.
참기름을 20g정도를 끓이다가 여기에 파뿌리를 담근다. 졸여진 파뿌리를 아픈 부위의 이빨에 대고 입을 다물면 아픈 것이 멎는다.

반사구

신장→ 수뇨관→ 방광→ 삼차신경→ 전두동→ 신장→ 수뇨관→ 방광→상악→ 하악

따라해보세요!!

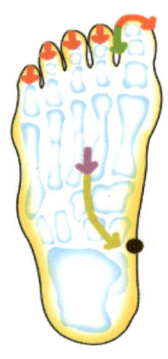 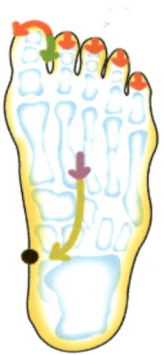 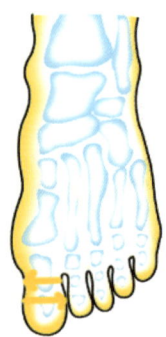

* 이빨이 아플때는 반사구 외에 **내정, 여태**의 혈자리를 눌러주세요!!!

7. 불면증(不眠症) Insomnia

뇌에는 아무런 이상이 없는데도 외부의 자극이 심하여 대뇌가 계속 자극되어 고열이 난다거나 심한 통증이 있다거나 또는 가려움, 기침, 호흡곤란, 설사, 오줌이 자주 마렵거나 소음 등의 여러 가지 신체적 혹은 외적 조건에 의해서 잠을 잘 이루지 못하는 것이다. 그러나 이러한 외적자극이 없는데도 불면증이 심하여 고통을 받는 수가 많은데 그 대부분은 신경쇠약이 있는 사람에게서 나타나는 것으로 대뇌가 항상 흥분된 상태에 있거나 조그마한 자극에 잠을 이루지 못하는 것이다.

민간요법

곶감은 신경을 진정시키는 작용을 한다.
곶감 3개를 540ml의 물에 약한 불로 20~30분 동안 달여서 잠자기 전에 마신다.

반사구

신장 →수뇨관 →방광 →전두동 →뇌하수체 →삼차신경 →대뇌 →갑상선 →심장 →간 →위 →실면점

따라해보세요!!

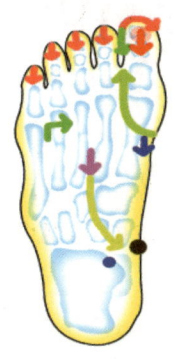 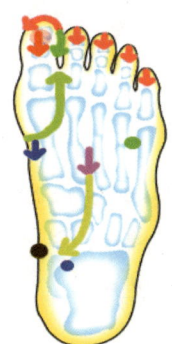

* 잠이 안올때는 신맥, 조해, 용천등의 혈자리가 도움을 줍니다!!

8. 구토(嘔吐) Vomiting

위안에 있던 내용물이 입을 거쳐 나오는 현상을 말한다. 먼저 매스꺼워 하다가 토할 수 있고 그냥 갑자기 토하는 수가 있다.
식도, 위, 장의 점막이 자극될 때 발생하기가 쉽다.

민간요법
마늘 1~2개를 불에 구워 먹고 꿀물을 한 모금 마신다.

반사구
신장 →수뇨관 →방광 →위 →복강신경총 →흉부임파

따라해보세요!!

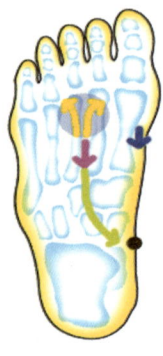 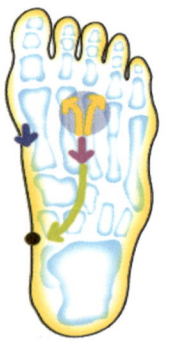 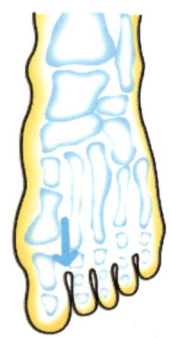

* 신경성 구토일 경우에는 부신, 뇌하수체, 대뇌, 목, 간, 담, 소장 반사구를 추가적으로 해주세요.. 구토에 좋은 혈자리는 **족삼리, 합곡, 용천, 태충, 양능천**등이에요!!!

9. 두통(頭痛) Headache

두통은 고혈압, 신경쇠약 환자들에게서 흔히 보는 증상의 하나이다. 고혈압 일 때는 흔히 아침 또는 밤에 뒷머리가 뻣뻣하며 아프고 신경쇠약 때는 머리가 무겁고 텅 빈감이 있으면서 아프다. 한쪽 머리가 발작적으로 세게 아픈 것을 편두통이라 하는데 보통 몸을 움직일 때 더 많이 아프고 가만히 있을 때는 덜 아프다.

민간요법

천궁을 쌀 씻은 물에 담가 두었다가 건져서 말린 후 가루 내어 꿀을 1:6 비율로 섞어 한번에 3~4g씩 하루 3번 식사 전에 먹는다.

반사구

소뇌→ 삼차신경→ 대뇌→ 경추

따라해보세요!!

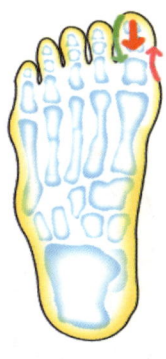 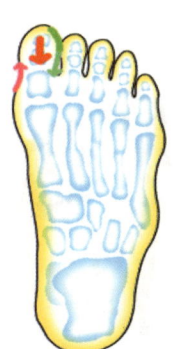

* 두통이 심할 경우에는 신장, 수뇨관, 방광, 뇌하수체, 폐, 간, 복강신경총 반사구를 추가로 해주세요.. 두통에 좋은 혈자리는 **태충, 태계, 공손, 삼음교, 용천**이 있으며, 용천은 두통에 아주 좋아요!!!

10. 감기(感氣) Connon cold

감기는 코, 인후, 기관지 등 상호 흡관의 카타르성 염증을 말한다. 감기라고 하면 누구나 다 경험이 있는 흔한 병이면서도 그 정확한 원인에 대해서는 아직도 충분히 알려져 있지 않고 바이러스 혹은 세균 감염, 알레르기가 그 주요 원인이라고 말하고 있다.

민간요법

감기에 걸렸을 때엔 마늘과 배로 만든 약을 먹으면 아주 시원하고 머리도 맑아진다.
큰 배 한 개에 구멍을 10개 뚫고 여기에 껍질 벗긴 마늘을 하나씩 넣은 다음 물에 적신 한지로 잘 싸서 불에 구워 먹는다.
한번에 하나씩 먹는다.

반사구

신장 →수뇨관 →방광 →삼차신경→ 코→ 폐, 기관지 → 편도→ 흉부임파→ 횡격막 →상부임파→객담배출구

따라해보세요!!

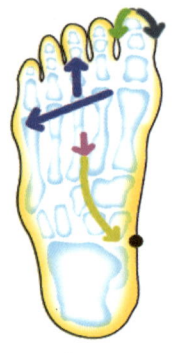 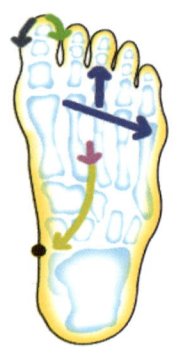 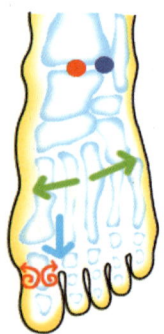

* 감기에는 반사구외에 **신맥, 태충, 곤륜 혜계**등의 혈자리를 눌러주세요!!!

11. 식욕부진 Appetite poor

스트레스, 우울, 정신적인 충격과 같은 요인들은 식욕부족을 야기한다. 술, 담배, 약물로 인하여 식욕부진을 일으킬 수도 있고 중금속 중독, 영양결핍도 있다

민간요법
당근을 믹서에 갈아서 흑설탕을 넣어 달여서 뜨거울 때 복용한다.

반사구
신장→ 수뇨관→ 방광→ 갑상선→ 비장→ 간→ 담→ 위

따라해보세요!!

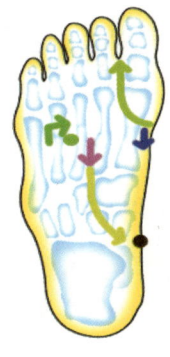 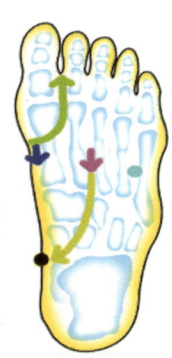

* 식욕이 없을 경우 반사구외에 **충양, 족삼리, 공손, 태백** 등의 혈자리를 눌러주세요!!!

12. 신장결석(腎臟結石)
Renal calculus

신장부위와 허리부위의 극심한 아픔과 발작이오며 윗배로부터 방광, 사타구니 아래로 내려오는 것이 이병의 특징이다.
신장결석은 방광염과 비슷한 증상이 나타나기도 하는데, 휴식을 취할 때는 괜찮다가 운동을 하고 나면 아픔이심해지며 오줌을 눌 때마다 아픔이 더하다.
오줌이 잦으며 오줌 눌 때 소변줄기가 끊어지는 경우도 있다.

민간요법

옥수수수염 20~30g을 물에 달여 하루 3번 식후에 먹는다.
* 옥수수수염은 이뇨작용 외에 결석을 녹이는 작용도 한다.

반사구

신장→ 수뇨관→ 방광→ 요도→ 흉부임파→ 상·하부임파

따라해보세요!!

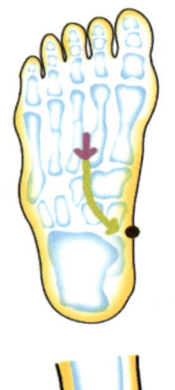
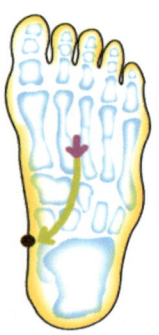
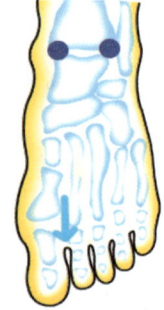
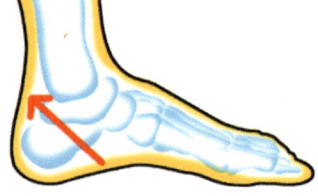

발책

13. 식중독(食中毒)
Food Poisoning

식중독이란 병균이나 독이 있는 음식물을 먹었을 때 생기는 급성 중독 증상을 말한다.

변질된 음식. 특히 물고기, 낙지, 조개류 등에 많이 발생하며 특히 살모넬라균은 변질된 음식에서 빨리 번식하며 나쁜 독소를 내보낸다. 식중독은 빠른 경우 30~40분 늦은 경우 5~10시간 경과 후 중독 증상이 나타난다. 배가 아프고 토하고 설사, 머리가 아픈 증상과 열이 난다. 때로는 손발이 싸늘해지고 얼굴색이 나빠지며 입술이 파랗게 변하기도 한다.

민간요법

녹두 200g과 감초 15~20g을 물에 달여 하루 2~3회 식전에 먹는다.
* 감초는 각종 중독에 대한 해독 작용이 뛰어나다.

반사구

부신 →신장 →수뇨관 →방광 →위 →간 →담 →임파

따라해보세요!!

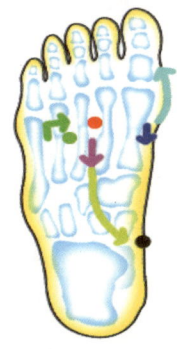 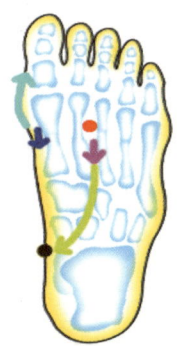 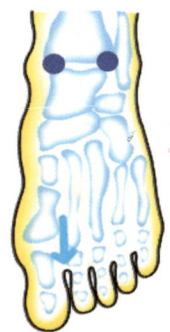

* 식중독에 걸렸을 경우 반사구 외에 상거허, 족삼리, 양릉천, 공손, 태백등의 혈자리를 눌러주세요!!!

4. 내과 질환...

1. 당뇨병
2. 치질
3. 기침(해소)
4. 부종
5. 현훈증
6. 기관지천식
7. 기관지염
8. 위하수
9. 좌골신경통
10. 가래
11. 위경련
12. 심장병
13. 신경쇠약
14. 관절염
15. 신경통
16. 요통

1. 당뇨병(糖尿病) Diabetes

췌장에서 분비되는 인슐린이 결핍된 탓으로 체내의 당이 원활하게 이용되지 못하게 되면 혈액 속에 당이 증가되어 오줌 속에 당이 많이 포함되어 배설되게 되는 것이다. 당뇨병은 유전자질, 비만, 내분비장애 등이 그 원인으로 중요시되고 있으며 이밖에 감염, 외상, 정신적장애 등도 원인이 되고 있다.

민간요법

파뿌리 한줌을 햇볕에 말린 후 물 한 사발을 붓고 반 사발이 될 때까지 다려서 찌꺼기는 버리고 하루 3번 식사하기 30분전에 먹는다.

반사구

신장→ 수뇨관→ 방광→ 뇌하수체→ 위→ 췌장 →십이지장→ 복강신경총→ 좌골신경

따라해보세요!!

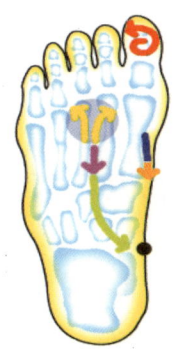
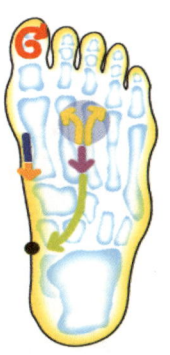
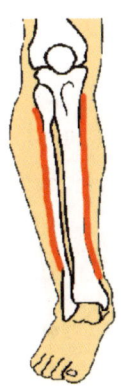

* 당뇨병에는 **족삼리, 상거허, 하거허, 삼음교, 태계, 태충**등의 혈자리를 누르면 3개월 정도면 효과를 볼 수 있어요!!!
이때 남자는 왼쪽이 먼저, 여자는 오른쪽을 먼저 시술해야 해요!!

2. 치질(痔疾) Hemorrhoids

항문의 주위에는 정맥이 대단히 많기 때문에 만성변비가 있거나 장기간 앉아 있거나 서있고 차갑게 하면 항문 혈관의 혈액 순환장애가 생기고 그것 때문에 혈관이 굵어져서 치질이 생긴다. 항문 안쪽에 생긴 것을 내치질이라 하고 항문 밖에 생긴 것을 외치질이라 한다. 치질이 생기면 조그마한 종기가 한개 또는 여러개 생겨서 처음엔 아픔이 없지만 항문 부위의 불쾌감 혹은 이상한 감이 있고 나중에는 대변을 볼 때 아프게 된다. 변비가 있으면 울혈이 증가되고 아픔도 더해진다.

민간요법

마늘뿌리 2개와 마늘 줄기 7개를 물 1000ml에 넣어서 30분~1시간 정도 달여서 그 물을 하루 3번씩 아픈 부위에 발라준다.

반사구

신장→ 수뇨관→ 방광→ 부갑상선→ 간→ S상결장→ 항문

따라해보세요!!

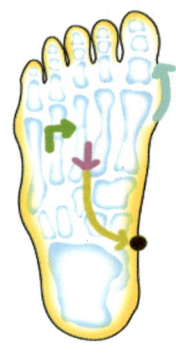 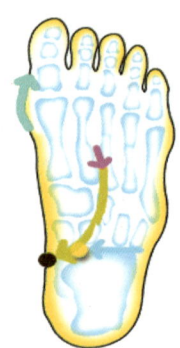

* 치질에는 반사구 외에 상거허, 하거허, 족삼리, 승근, 승산의 혈자리를 눌러주면 효과가 빨라져요!!!

3. 기침(解消) Cough

기침은 후두, 기관, 기관지와 같은 호흡기 내에 존재하는 이물질과 분비물등 나쁜 것을 체외로 배출하려는 생리적 현상이다.

민간요법
꿀에다 마늘을 다져서 약간 매운맛이 나게 넣고 기침이 날 때 두 숟가락씩 먹는다.

반사구
부신→ 신장→ 수뇨관→ 방광→ 부갑상선→ 코→ 목→ 폐, 기관지 → 비장→ 편도선→ 흉부임파선→ 상·하부임파

* 5~8분씩 매일 1~2회

따라해보세요!!

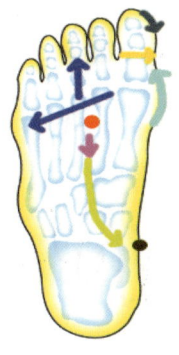
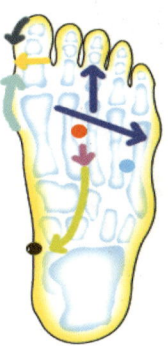
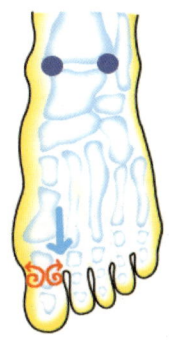

4. 부종(浮腫) Edema

온몸이 붓는 증상은 여러 가지 원인에 의하여 생기나 심장이나 신장질환으로 생기는 부종이 제일 많다. 간장 질환으로 오는 부종도 적지 않게 볼 수 있으며 특히 간장질환의 경우에는 부종과 함께 복수가 생긴다.

민간요법

무즙 100ml에 백반가루 1g을 넣고 한번에 먹으면 오래 된 부종도 가라앉는다.

반사구

신장→ 수뇨관→ 방광→ 부신→ 심장→ 상·하임파선

따라해보세요!!

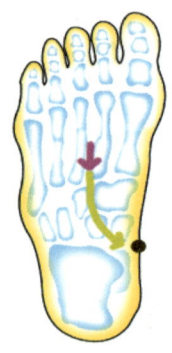 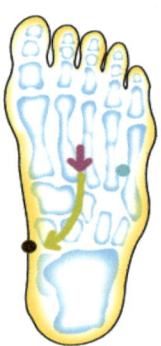 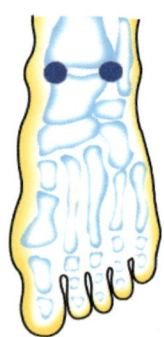

* 몸이 부었을 때에는 반사구 외에 **상거허, 하거허**등의 혈자리를 눌러주세요.

5. 현훈증(眩暈症) Verigo

여러 가지원인들에 의하여 생기는데 머리가 핑핑 돌고 눈앞이 캄캄해지며 마치 차를 타거나 배를 탔을 때처럼 멀미가 나는 증상을 말한다.

민간요법
보리쌀 5홉에 물 2ℓ에 넣고 끓인 다음 체에 받아 보리쌀은 버리고 미음처럼 된 것을 하루 3번 한번에 미음 2컵에 소주 반잔정도 타서 먹는다. 1주일정도 복용한다.

반사구
부신 →신장 →수뇨관 →방광 →뇌하수체 →소뇌 →삼차신경 →눈 → 귀 →갑상선 →비장 →간 →내이미로

따라해보세요!!

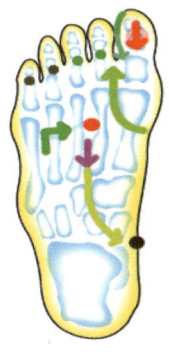
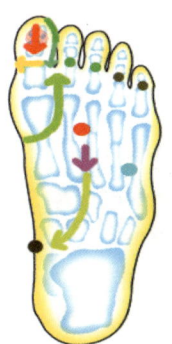
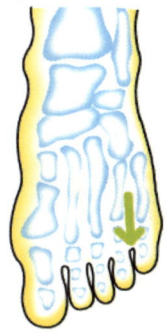

* 현훈증에는 반사구외에 용천을 마찰시켜 주거나 **행간, 태계, 삼음교, 풍룡, 족삼리**를 눌러주세요!!

6. 기관지천식(氣管支喘息)
Bronchial asthma

가는 기관지 활편근이 발작적으로 경련성 수축을 일으켜 숨가쁜 발작을 일으키는 병이다. 천식을 일으키는 항원자들은 짐승의 털, 식물의 꽃가루, 조개류, 불고기류 특히 새우, 달걀, 우유 등이 항원이 된다. 새우에 민감한 사람은 새우에 대한 생각만 해도 천식 발작을 일으키는 수도 있다.

민간요법

돼지고기 150g을 삶아서 잘게 썰어 꿀 200g정도에 넣어 잘 섞어서 하루 동안 두었다가 한번에 한 숟가락씩 하루 4~5번 먹는다.

반사구

부신→ 신장→ 수뇨관→ 방광→ 코→ 갑상선→ 부갑상선→ 폐, 기관지→ 심장 →흉부임파 →상.하부임파

따라해보세요!!

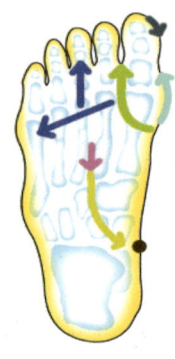 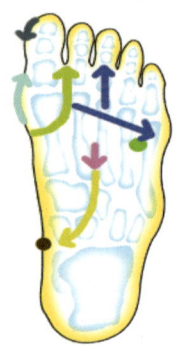 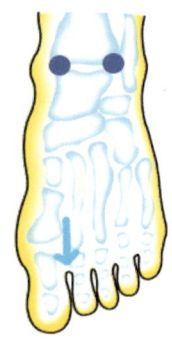

* 기관지 천식에는 반사구외에 **용천, 태계, 족삼리, 풍롱, 상거허, 생간, 곤륜**등의 혈자리를 눌러주면 빠른 효과를 볼 수 있어요!!!

 발책

7. 기관지염(氣管支炎)
Bronchitis

감염 혹은 기관지 장애, 폐로 가는 호흡관 장애를 말한다. 감염은 계속된 기침에 의해 발생되는데 이 기침은 자극이나 가래의 증가, 열등과 가슴의 통증, 목이 아프거나 숨쉬는 것이 힘든 것 등이 원인이 된다.

민간요법
오미자를 20~30g씩 물에 달여 하루 2~3번 나누어 먹는다.

반사구
부신 →신장 →수뇨관 →방광 →코 →부갑상선 →폐, 기관지 →식도 →편도선 →흉부임파

따라해보세요!!

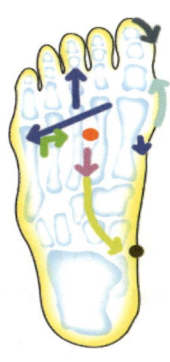 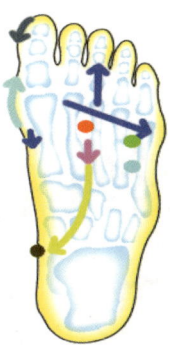 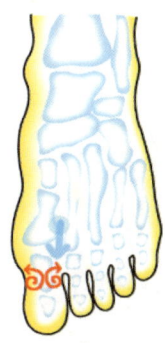

* 기관지염에는 반사구외에 **풍문, 족삼리, 삼음교, 태충, 용천**등의 혈자리를 누르면 빠른 효과를 볼 수 있어요!!!

8. 위하수 (胃下垂)
Gastroptosis

위의 위치가 정상보다 아래로 내려가 있는 상태를 말하는 것으로써 대부분 체격이 마른 사람에게 많은데 이런 사람들은 손발의 근육뿐만아니라 위벽 근육의 발달이 좋지 않아 음식이나 수분을 섭취하게 되면 위가 밑으로 쳐지는 경우가 많게 된다. 위하수의 증상은 가벼운 두통, 식욕부진, 소화불량이 주된 증상이다.

민간요법

굴껍질을 소금물로 1시간 끓였다가 불에 태워서 가루 내어 한번에 3~4g씩 식후에 3번 복용한다.

반사구

신장→ 수뇨관→ 방광→ 위→ 췌장→ 십이지장→ 소장→ 상행결장→ 횡행결장→ 하행결장→ S상결장→ 복강신경총

따라해보세요!!

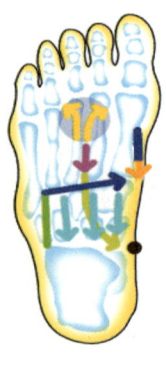
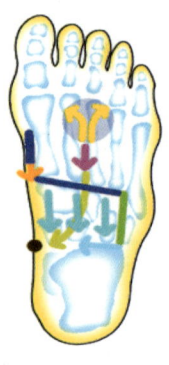

* 위하수의 경우 반사구외에 족삼리, 상거허, 하거허, 내정, 공손, 태계 등의 혈자리를 누르면 빠른 효과를 볼 수 있어요!!!

9. 좌골신경통 (坐骨神經痛)
Scietica

좌골신경통은 좌골신경의 분포와 주행부위에 따르는 아픔을 주증상으로 하는 병이다. 추간판이 탈출된 허리 부위와 좌골신경 섬유가 지나가는 부위가 아프며 저린 것이 특징이다.

민간요법

보리쌀로 밥을 지어 깨끗한 천에 싸서 뜨거울 때 아픈 부위에 찜질해준다. 4~5일 정도 계속해준다.

반사구

부신 →신장 →수뇨관 →방광 →경추 →폐, 기관지 →흉추 →요추 →내미골 →외미골 →좌골신경

따라해보세요!!

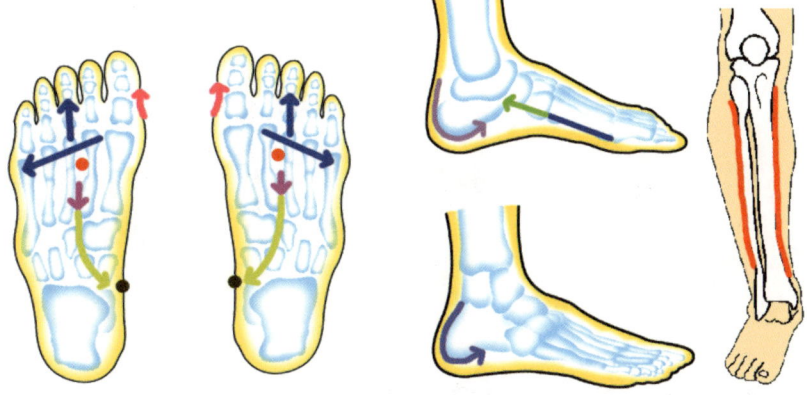

* 좌골신경통에는 반사구외에 **위중, 족삼리, 양능천, 승산, 승근**등의 혈자리를 눌러주고, **곤륜, 태계**의 혈자리는 엄지와 검지손가락으로 주물러주세요., 10일정도면 좋은 효과를 볼 수 있어요!!!

발책

10. 가래(喀痰) Sputum

가래는 흔히 기관지, 폐 등 호흡기계통의 염증 질병으로 생긴다. 즉 기관지염, 폐렴 등으로 가래가 생길 수 있다

민간요법
가시를 제거한 알로에 잎을 찧어서 한 숟가락씩 하루 3번 식후에 먹는다.
* 천식이 있는 사람에게도 좋다.

반사구
신장 →수뇨관 →방광 →목과 근육 →폐&기관지 →상부임파 → 객담배출구

따라해보세요!!

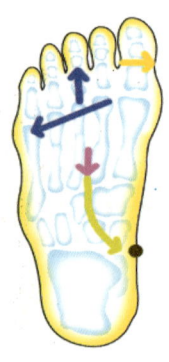 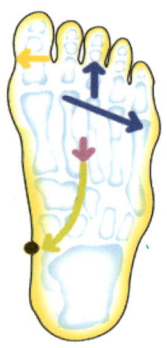 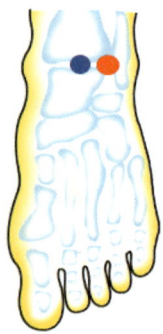

* 가래에 좋은 혈자리는 **풍륭**입니다.. 반사구와 함께 꼭!! 눌러주세요!!!

11. 위경련(胃痙攣)
Gastrospasm

위가 정상적인 운동을 하지 못하고 너무 심하게 운동을 하거나 더 심하면 거의 운동을 하지 못하는 정도가 되어 아픔을 느끼는 병이다. 위경련은 대체로 신경성으로 되면 그 외에는 급성위염, 만성위염, 위궤양에 의해서도 발생한다.

민간요법

위경련을 경과한 뒤에 치료되었다가 음식을 과식했다던가 몸을 차게 하여 재발했을 때는 흉추 11~12번째의 뼈마디양측으로 2cm가량 옆에 부항을 10~15분간 붙이면 위경련이 멎는다.

반사구

신장→ 수뇨관→ 방광→ 폐, 기관지→ 위→ 십이지장→ 소장→ 상행결장→ 횡행결장→ 하행결장→ S상결장→ 항문

따라해보세요!!

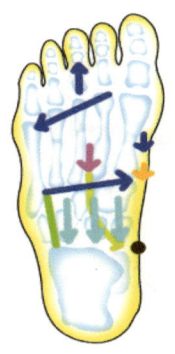 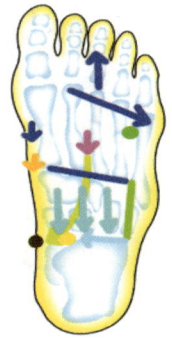

12. 심장병(心臟病)
Heart disease

심장병에는 여러 가지가 있다. 즉 심장판막증, 선천성심장병, 협심증, 심근경색증, 심근염 등이 있다. 무릇 심장병이 생기면 가슴이 답답하고 숨쉬기가 힘들고 부종이 생기는 등의 증상이 나타난다.

민간요법

달걀의 노른자를 후라이판에 넣어서 까만색이 될 때까지 태운 후 헝겊에 싸서 짜면 기름이 나온다. 이것을 한번에 5g씩 하루 세 번 식후 2시간 후에 복용한다.

반사구

부신 →신장 →수뇨관 →방광 →뇌하수체 →갑상선 →폐,기관지 → 심장 →간 →위 →췌장 →경추 →흉추 →요추 →선골 →횡격막

따라해보세요!!

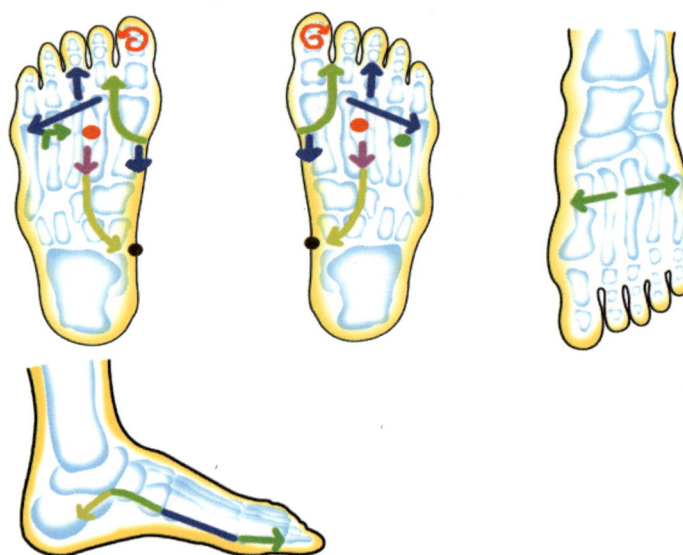

13. 신경쇠약(神經衰弱)
Neurasthenia

소위 말하는 신경쇠약은 기억력이 감퇴된다, 사업능률이 떨어진다, 주위가 산만해진다, 머리가 무겁고 아프다, 몸이 개운치 않다 등등을 말한다.

민간요법

사과나 배 껍질을 잘게 썰어서 물에 잠길 정도로 붓고 설탕을 약간 넣어 오래 끓인다. 이런 시럽을 만들어 두었다가 차를 대신하여 하루에 수차례 물을 타서 마신다.

반사구

신장 →수뇨관 →방광 →대뇌 →갑상선 →부갑상선 →위 →십이지장 →소장 →상행결장 →하행결장 →S상결장 →항문

따라해보세요!!

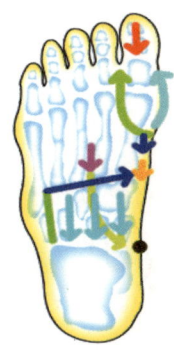 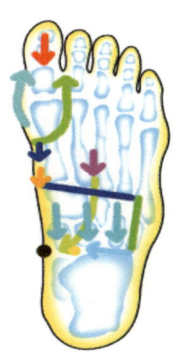

* 신경쇠약에는 반사구외에 **해계, 곤륜, 태충, 용천**등의 혈자리를 누르면 효과가 빨라져요!!!

14. 관절염(關節炎) Arthritis

뼈마디가 아픈 증상이 있는 질병인데 증상이 다양하다. 흔히 우리가 보게되는 병은 여러 개의 뼈마디에 통증이오며 특히 흐린 날이나 비 오는 날에 더 심해지는 다발성 류마치스 관절염이다.

민간요법

소나무 잎을 따서 천에 싼 다음 뜨겁게 하여 아픈 뼈마디에 하루 두 번씩 갈아붙인다, 몇 번 계속하면 아픈 감이 없어지며 부었던 것도 사라진다.
* 급성관절염에 쓰면 좋은 효과를 본다.

반사구

부신→ 신장→ 수뇨관→ 방광→ 부갑상선→ 슬관절→ 흉부임파→ 상·하부임파→ 좌골신경

따라해보세요!!

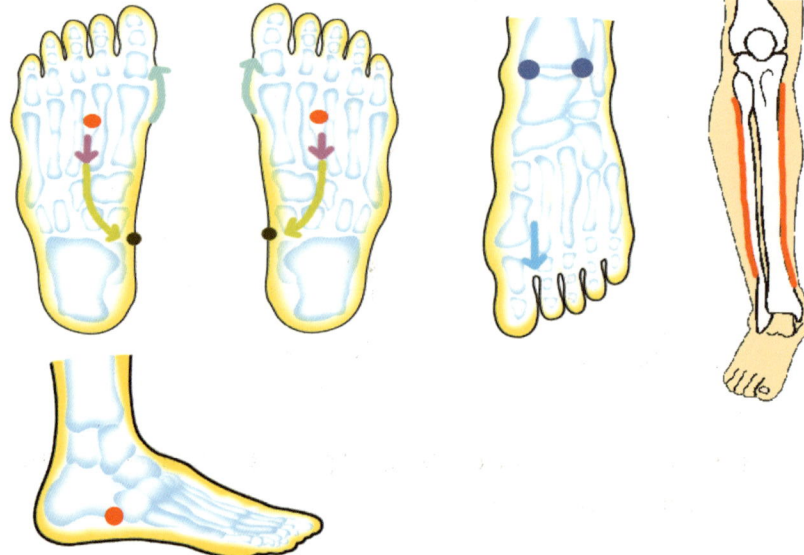

15. 신경통(神經痛) Neuralgia

신경통은 발생 부위에 따라 여러 가지 이름이 있으나 그 중에서 가장 많은 것은 삼차신경통이다.
신경통은 다음과 같은 주요한 4가지 증세를 나타낸다.
1) 갑자기 심한 통증을 느낀다.
2) 발작성으로 단시간에 발생한다.
3) 신경의 경로에 따라 신경의 분포영역에만 발생한다.
4) 신경자체에 통증이 있다

민간요법

보리쌀로 밥을 지어 깨끗한 천에 싸서 뜨거운 것을 아픈 곳에 붙이고 찜질한다. 약 4~7일간 찜질하면 된다.

반사구

신장→ 수뇨관→ 방광→ 대뇌→ 부갑상선→ 비장→ 소장→ 상행결장 횡행결장→ 하행결장→ S상결장→ 항문→ 하부임파

따라해보세요!!

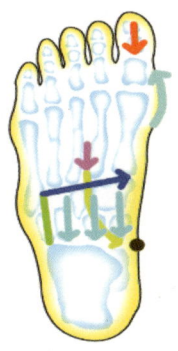 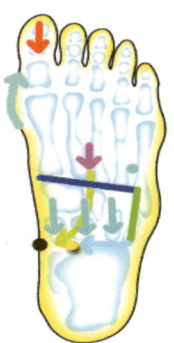 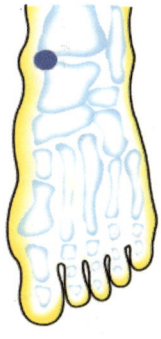

16. 요통(腰痛) Lumbago

배 아래쪽에 있는 기관 또는 배 뒤쪽에 있는 기관의 병일 때 아랫배가 아픈 동시에 흔히 허리가 아프다. 예를 들면 만성장염, 이동성맹장, 변비, 자궁근종, 자궁암, 신우염 등의 병이다.

민간요법

솔잎을 물을 조금 넣어 삶았다가 찧든지 그대로 찧어서 엷은 천에 싸서 따뜻하게 데워 허리에 찜질하면 시원하면서 점차 아픈 것이 멎는다. 식으면 다시 데워서 찜질하되 하루에 1-2시간씩 진행한다. 다음 다시 계속할 때는 새 솔잎을 쓴다.

반사구

신장 →수뇨관 →방광 →부갑상선 →위 →간 →담 →요추 →고관절

따라해보세요!!

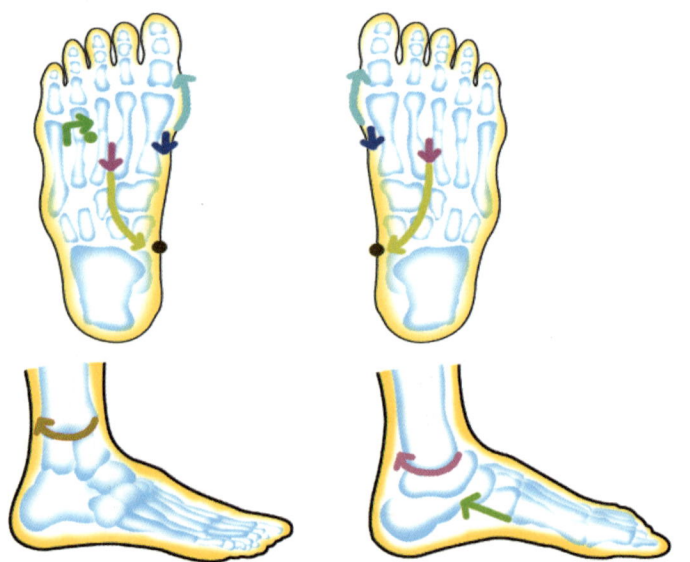

* 허리가 아플 때에는 반사구외에 **하거허, 위중**등의 혈자리를 누르면 효과가 빨라져요!!!

5. 기타 질환들...

1. 중이염
2. 이명
3. 난청
4. 습진
5. 축농증
6. 야맹증
7. 편도선염
8. 안면신경마비
9. 간질병
10. 폐결핵
11. 대장염

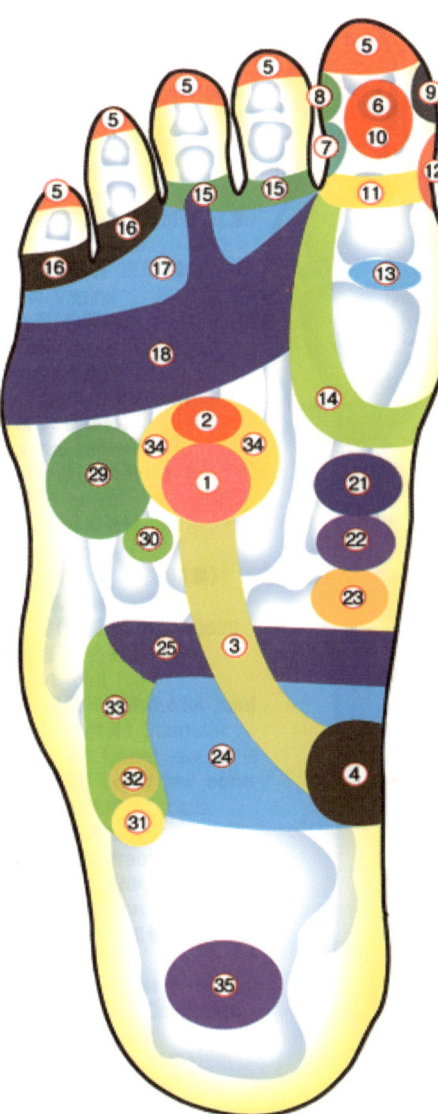

1. 신장(腎臟) Kidney
2. 부신(副腎) Adrenal gland
3. 수뇨관(輸尿管) Ureter
4. 방광(放光) Bladder
5. 전두동(前頭洞)Frontalsinuse
6. 뇌하수체(腦下垂體)
   Pituitary gland
7. 소뇌(小腦) Drerellum
8. 삼차신경(三叉神經)
   Trigeminal nevrve
9. 코(鼻) Nose
10. 대뇌(大腦) Ceredrum
11. 목과 근육 Neck muscle
12. 경추(頸椎)Cervical vertebra
13. 부갑상선(副甲狀腺)
    Parathyroid gland
14. 갑상선(甲狀腺)
    Thyroid gland
15. 눈(眼) Eye
16. 귀(耳) Ear
17. 승모근(僧帽筋)
    Trapezius muscle
18. 폐(肺),기관지(氣管支)
    Lung&Breonch
19. 심장(心腸) Heart
20. 비장(脾臟) Spleen
21. 위(胃) Stomach
22. 췌장(膵臟) Pancreas
23. 십이지장(十二指腸)
    Duodenum
24. 소장(小腸) Smal intestines
25. 횡행결장(橫行結腸)
    Transversme colon
26. 하행결장(下行結腸)
    Descending colon
27. S상결장(S像結腸)
    Sigmoid colon
28. 항문(肛門) Anus
29. 간(肝) Live
30. 담낭(膽囊) Gall bladder
31. 맹장(盲腸) Caecum
32. 회맹판(回盲判)
    Lleoceal valve
33. 상행결장(上行結腸)
    Ascending colon

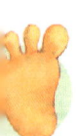

62 발 반사구
Foot Reflex Zones Diagram

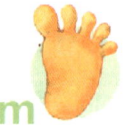

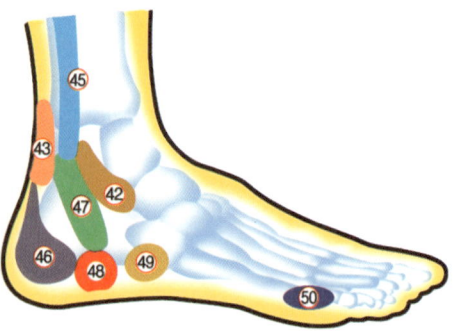

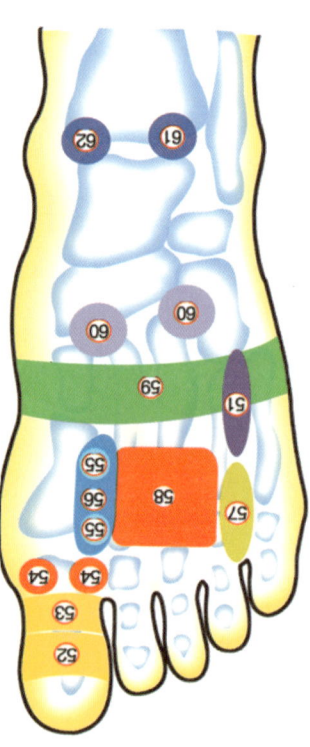

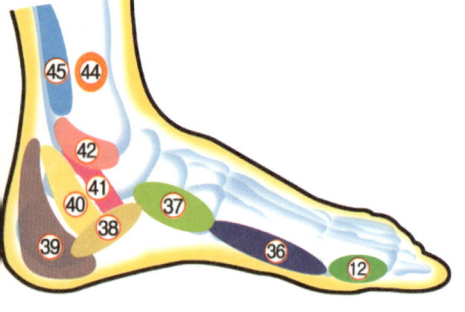

혜성출판사

62 발 반사구
Foot Reflex Zones Diagram

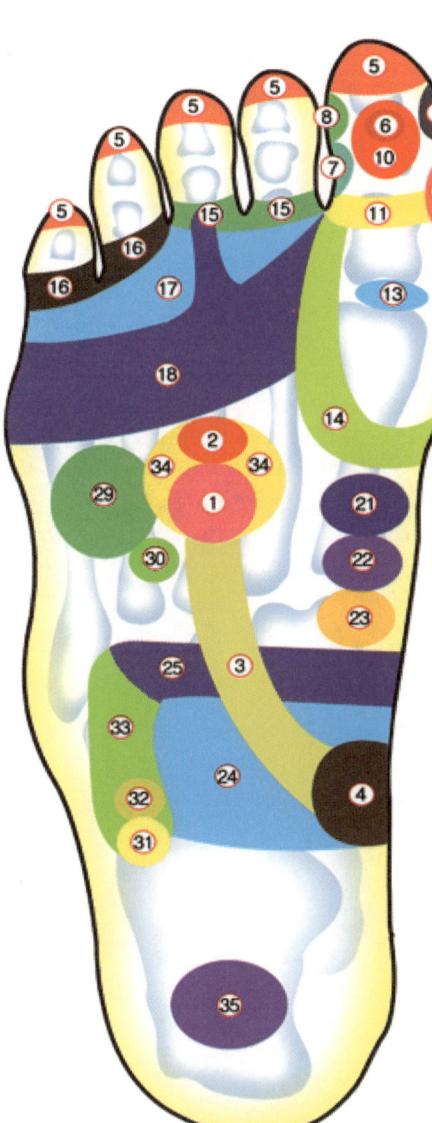
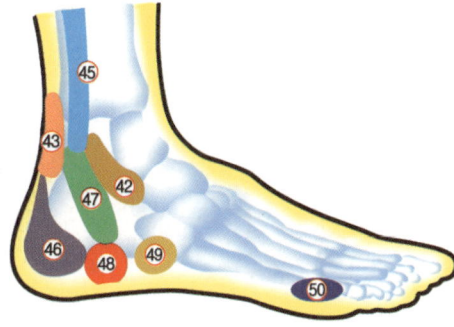
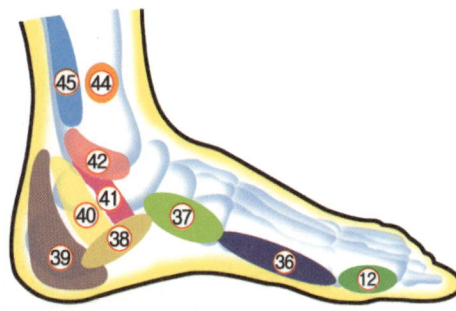
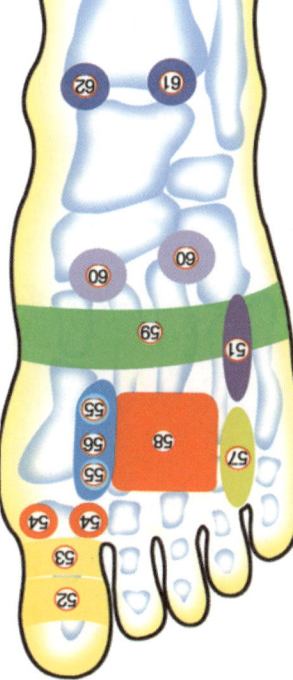
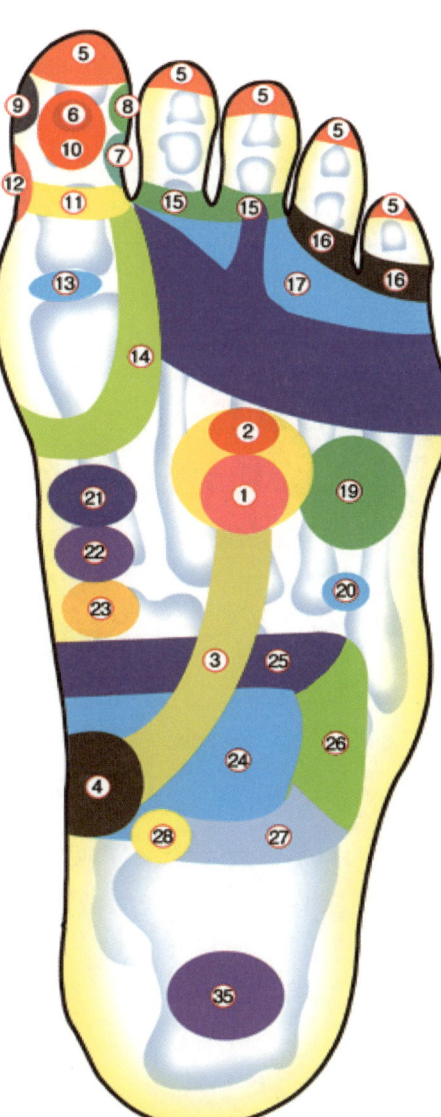

1. 신장(腎臟) Kidney
2. 부신(副腎) Adrenal gland
3. 수뇨관(輸尿管) Ureter
4. 방광(放光) Bladder
5. 전두동(前頭洞) Frontalsinuse
6. 뇌하수체(腦下垂體) Pituitary gland
7. 소뇌(小腦) Drerellum
8. 삼차신경(三叉神經) Trigeminal nevrve
9. 코(鼻) Nose
10. 대뇌(大腦) Ceredrum
11. 목과 근육 Neck muscle
12. 경추(頸椎) Cervical vertebra
13. 부갑상선(副甲狀腺) Parathyroid gland
14. 갑상선(甲狀腺) Thyroid gland
15. 눈(眼) Eye
16. 귀(耳) Ear
17. 승모근(僧帽筋) Trapezius muscle
18. 폐(肺), 기관지(氣管支) Lung&Breonch
19. 심장(心腸) Heart
20. 비장(脾臟) Spleen
21. 위(胃) Stomach
22. 췌장(膵臟) Pancreas
23. 십이지장(十二指腸) Duodenum
24. 소장(小腸) Smal intestines
25. 횡행결장(橫行結腸) Transversme colon
26. 하행결장(下行結腸) Descending colon
27. S상결장(S像結腸) Sigmoid colon
28. 항문(肛門) Anus
29. 간(肝) Live
30. 담낭(膽囊) Gall bladder
31. 맹장(盲腸) Caecum
32. 회맹판(回盲判) Lleoceal valve
33. 상행결장(上行結腸) Ascending colon
34. 복강신경총(腹腔神經叢) Solav plexs
35. 생식선(生殖腺) Edea
36. 흉추(胸椎) Dorsal vertebra
37. 요추(腰椎) Lumbar bertebra
38. 선골(仙骨) Sacrum
39. 내미골(內尾骨) Medidal cocyx
40. 자궁(子宮)과 전립선(前立腺) Uterus&Prostate
41. 성기(性器)와 음도(陰道) Penis vagina
42. 고관절(股關節) Greater tronchantor
43. 하복부(下腹部) Hypogastric region
44. 서혜부(鼠蹊部) Inguinal region
45. 좌골신경(坐骨神經) Sciatic nerve
46. 외미골(外尾骨) Lateral coccyx
47. 난소(卵巢)와 정소(精巢) Ovary&tesis
48. 슬관절(膝關節) Knee joint
49. 팔관절과 손관절 Elvowt joint
50. 어깨(肩關節) Shoulder joint
51. 견갑골(肩胛骨) Scaputar
52. 상악(上顎) Upper jaw bone
53. 하악(下顎) Lover jaw bone
54. 편도선(扁桃腺) Tonsils
55. 식도관(食道管) Esopnagus trachea
56. 흉부임파선(胸部淋巴線) Thoracic lymph nodes
57. 내이미로(內耳迷路) Valance organ
58. 흉부(胸部) Chest
59. 횡격막(橫擊膜) Diaphragn
60. 늑골(肋骨) Rib
61. 상부임파계(上部淋巴) Upper budy lympy system
62. 하부임파계(下部淋巴) Lower budy lympy system

혜성출판사

1. 중이염(中耳炎) Tympanitis

중이염은 중이의 점막에 세균이 감염되어 염증을 일으키는 병이다.

민간요법
호도의 속을 밥에 찧어서 즙을 내면 기름이 나온다. 이것을 매일 1~2방울씩 귀에 넣어 준다.
* 어린아이에게는 더욱 좋다.

반사구
신장→ 수뇨관→ 방광→ 전두동→ 코→ 귀→ 삼차신경→ 내이미로

따라해보세요!!

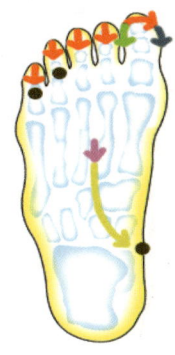 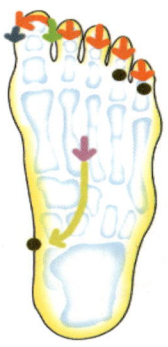 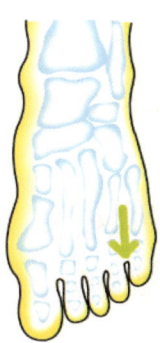

* 중이염에는 반사구외에 **풍문과 예풍의** 혈자리를 누르면 효과가 빨라져요!!

2. 이명(耳鳴)
Ringing tinnitus

귀 밖에서 음원이 없이 음을 감각할 때 이것을 이명(귀울림)이라 한다. 이병은 보통 환자 자신에게만 들리는 자각적 이명인 경우가 많다.

민간요법

귀에서 소리가 나고 잘 들리지 않으면서 머리가 아플 때는 잘 말린 쑥을 잘게 썰어서 베개에 넣고 잔다. 약 1개월 정도 지속하면 효과를 볼 수 있다.

반사구

신장→ 수뇨관→ 방광→ 삼차신경→ 소뇌→ 대뇌→ 귀→ 폐, 기관지 → 간→ 담→ 복강신경총→ 흉부임파→ 상·하부임파

따라해보세요!!

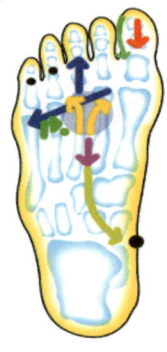 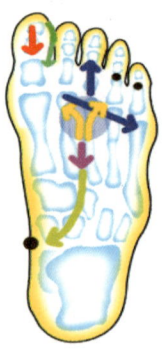 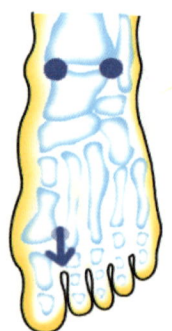

* 귀울림이 있을 경우 반사구 외에 용천, 태계, 행간, 태충, 양능천, 족삼리, 조해의 혈자리를 누르면 2주정도면 효과를 볼 수 있어요!!!

3. 난청(難聽) Hardness

이 증상은 청각기능의 중요한 장애이며 또한 그 장애정도에 따라 예측하게 되므로 가장 중요한 증상이라고 할 수 있다.
선천성 난청: 유전, 임신초기의 바이러스 감염으로 출생 때부터 난청을 초래한 경우이다.
후천성 난청: 4~15세때에 중이염, 이관염이 난청의 원인이 될 수 있다.

민간요법

젊은이들이 신기 부족으로 귀가 어두울 때는 매일 아침 호두를 첫 날 1개 다음날 2개, 매일 한 개씩 늘여 7일간 먹고 8일부터는 한 개씩 줄여서 먹는다. 계속 되풀이하면 효과를 볼 수 있다.

반사구

신장→ 수뇨관→ 방광→ 대뇌→ 귀→ 갑상선→ 복강신경총→ 흉부임파→ 내이미로→ 상·하부임파

따라해보세요!!

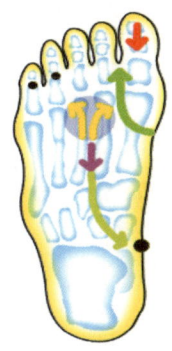 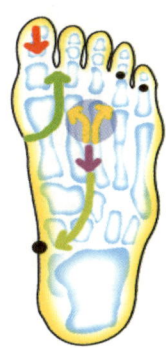 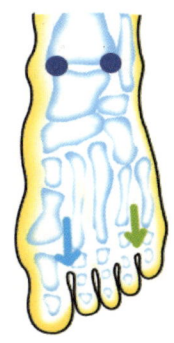

4. 습진(濕疹) Eczema

습진이란 과민반응에 의하여 일어나는 피부병을 말한다. 습진의 발병원인은 매우 복잡하다. 습진은 어떤 부위에나 생길 수 있는데 주로 얼굴과 팔다리에서 많이 볼 수 있다.

민간요법

상엽(뽕나무잎) 1Kg을 물 1ℓ에 넣고 절반이 될 때까지 달여서 그 물을 하루 세 번씩 습진이 생긴 곳에 바른다.

반사구

신장→ 수뇨관→ 방광→ 비장

따라해보세요!!

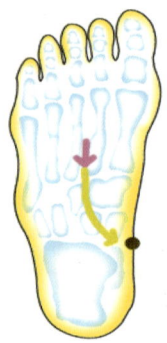 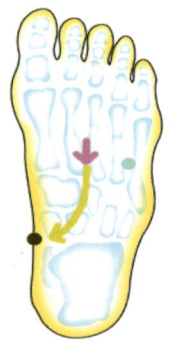

5. 축농증(蓄膿症) Chiblains

코를 구성하고 있는 기본 뼈 외에 다른 많은 뼈들로서 굴을 이루는데 이런 굴을 부비강이라고 한다. 이 병은 보통 감기 때 코 안이 헐었거나 다른 여러 가지 전염병 때 생긴다.
심할 때는 열이 나고 머리가 몹시 아프며 코가 막히고 코를 풀면 점액 또는 고름이 나오며 그 부위를 누르면 아프거나 붓기도 한다.

민간요법

물을 끓여 식힌 물 90ml에 깨끗한 소금 10g을 녹여(10% 식염수) 엷은 천에 받아서 쓴다. 한번에 4ml정도씩 하루 네 번 내지 다섯 번 목을 뒤로 제치고 코에다 떨구어 넣는다.

반사구

신장 →수뇨관 →방광 →코 →부갑상선 →폐,기관지 →상악 →하악

따라해보세요!!

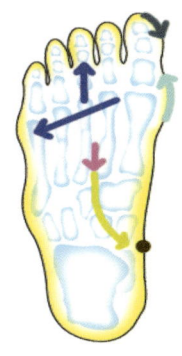
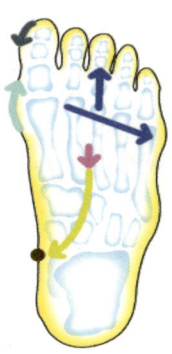
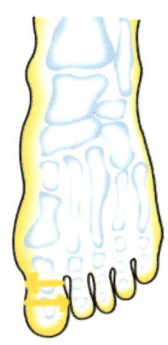

6. 야맹증(夜盲症)
Night blindness

낮에는 제대로 보이지만 밤이거나 어두운 곳에서 잘 보지 못하는 병이다. 선천성 야맹증은 일반적으로 치료되지 않지만 후천성 야맹증은 일반적으로 치료 효과가 좋다.

민간요법
갓 돋아나는 싹을 뿌리를 캐어 깨끗이 씻은 후 죽을 쑤거나 데쳐서 나물을 무쳐 먹는다.

반사구
신장 →수뇨관 →방광 →삼차신경 →눈

따라해보세요!!

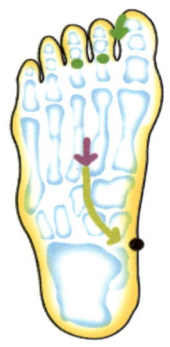 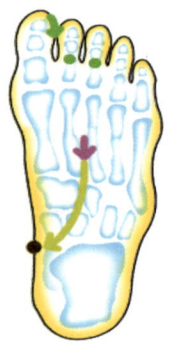

발책

7. 편도선염(扁桃腺炎)
Tonsillitis

편도선염이란 식도를 들어가는 입구 양쪽에 위치한 림프선으로 인체의 저항력이 떨어지면서 바이러스에 감염된 것을 말한다.

1. 급성편도선염: 몸의 저항력이 떨어졌을 때 상기도의 감염이 편도선에 번져 염증을 일으킨다. 목이 몹시 아프고 열이 나고 연하 통이 생기며 편도선이 빨갛게 부어오르고 회백색의 눈곱도 끼게 된다.
2. 구강인두에서 방어 역할을 하는 편도선이 세균의 잦은 침입으로 그 기능을 완전히 잃어 부어 오른 상태를 말한다.

민간요법

꿀에 물을 조금 넣어 잘 저은 다음 여기에 두부를 잘게 썰어 넣어 끓을 정도로 데운다. 이것을 식기 전에 조금씩 삼킨다.

반사구

부신 →신장 →수뇨관 →방광 →부갑상선 →갑상선→폐, 기관지 → 편도선 →흉부임파 →상·하부임파

따라해보세요!!

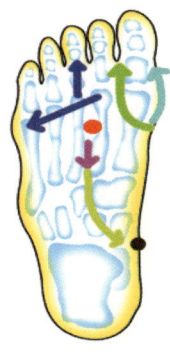
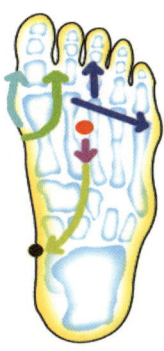
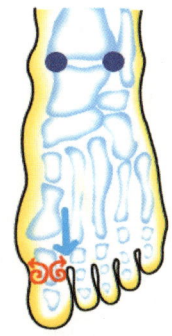

8. 안면신경마비 (顔面神經麻痺)
Facial Paralysis

얼굴에 퍼져있는 신경이 마비되어 입과 눈이 삐뚤어지는 병이다. 입이 건강한 쪽으로 삐뚤어지고, 코와 입술이 쳐지며, 이마에 주름이 잡히지 않고, 눈을 감지 못하는 경우도 있다.

민간요법

복숭아나무의 진액을 30~40g을 그릇에 담아 태우면서 마비가 된 쪽에 연기를 쏘이게 한다. 급성일 때에 2~3번만해도 효과가 나타난다. 유황을 위와 같은 방법으로 쓰면 더욱 효과가 빠르다.

반사구

소뇌 →삼차신경

따라해보세요!!

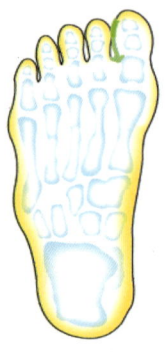
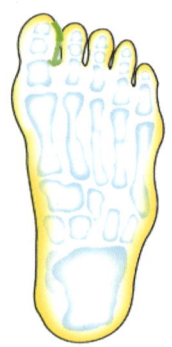

9. 간질병(癎疾病) Epilepsia

갑자기 정신을 잃고 넘어지면서 몸이 뻣뻣해지고, 주먹은 꽉 쥐고, 눈을 뜨는 현상으로 얼굴색이 처음에는 하얗다가 차츰 남색으로 변하면서 입술이 새파랗게 된다.(입에 거품을 문다) 이병은 일정한 간격으로 계속 반복적으로 나타난다.

민간요법

길초뿌리 10g과 귤껍질 8g을 물에 달여 하루 3~4번 나누어 복용한다.

* 길초는 뚜렷하게 진정효과를 나타낸다. 흥분하면 간질증세가 오는 사람에게 좋다.

반사구

부신→ 신장→ 수뇨관→ 방광→ 뇌하수체→ 대뇌→ 갑상선→ 부갑상선→ 심장→ 복강신경총→ 생식선→ 흉부임파→ 상·하부임파

따라해보세요!!

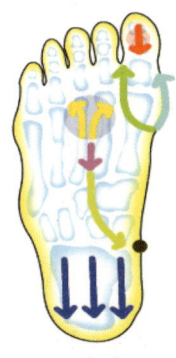 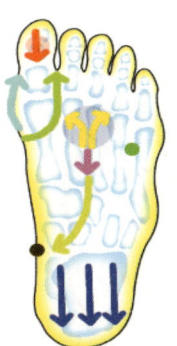 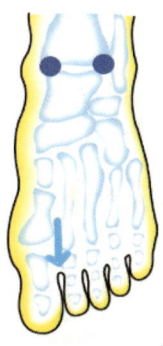

* 간질병 환자 발생했을 경우 즉시, 코밑에 오목 들어간 부분인 인중과 머리 중앙인 **백회혈**을 아플 정도로 힘껏 눌러줍니다!!!

10. 폐결핵 (肺結核)
Lung Tuberculosis

폐결핵은 결핵균에 감염되어 생기는 폐의 만성 전염병이다. 초기의 증상으로는 쉽게 피곤하고, 입맛이 떨어지고, 식은땀이 나며 육체적, 정신적으로 피곤할 때는 흔히 미열이 난다.
급성일 경우에는 고열과 가래는 진득진득하며, 고름 같은 것, 피가 섞인 것등 여러 가지 형태가 있다.
일반적인 증상으로는 숨이 가쁘고, 아픈 쪽의 가슴에 통증이 있다.

민간요법

원추리 뿌리를 10~15g을 잘게 썰어 물에 달여서 하루 3번 나누어 먹는다.

반사구

부신→ 신장→ 수뇨관→ 방광→ 부갑상선→ 갑상선→ 폐, 기관지→ 위→ 심장→ 간→ 흉부임파→ 상·하부임파

따라해보세요!!

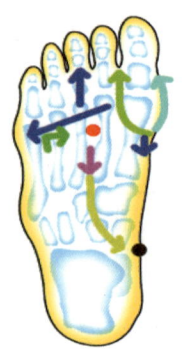 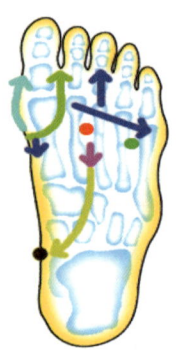 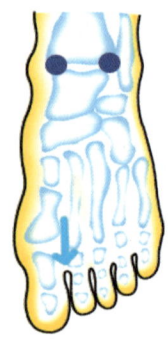

11. 대장염(大腸炎) Colitis

급성 대장염은 병균 또는 독이 있는 음식물 변질된 음식물을 잘못 먹어서 생기는 경우가 많다. 잘 소화되지 않는 음식을 과식하거나 배를 차게 해서 생길수도 있다.

민간요법
밤을 한번에 30~50g씩 껍질을 벗겨 하루 3~4번씩 먹으면 좋다.

반사구
신장 →수뇨관 →방광 →소장 →상행결장 →횡행결장 →하행결장 →S상결장 →항문 →흉부임파→ 상·하부임파

따라해보세요!!

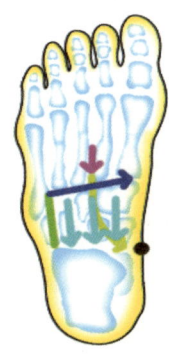
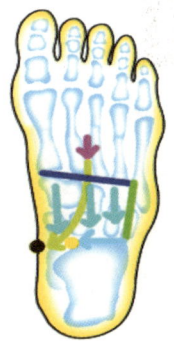
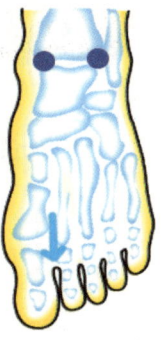

* 대장염일 경우 반사구외에 내정, 여태, 하거허, 태백등의 혈자리를 누르면 효과가 빨라져요!!!

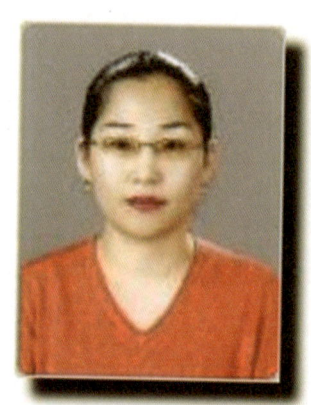

이 경 미

- 대한경락사 협회 안동시 지부장
- 자연건강 피부 관리실 원장
- 現, 안동정보대학 외래교수
- 발관리지도사
- 피부미용지도사
- 경락지도사
- 건강다이어트 지도사

THE ASSOCIATION OF KOREAN FOOT MANAGER
대한발관리사협회
www.koreameridians.com

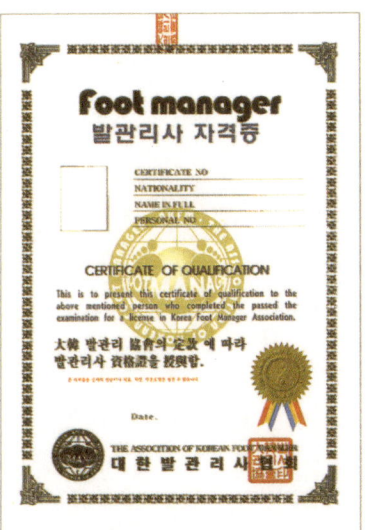
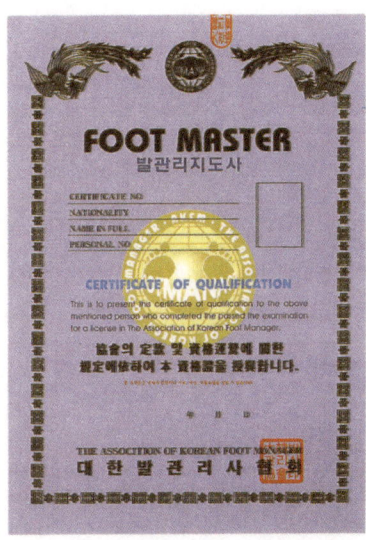

2002년 10월 5일 초판인쇄
2006년 1월 3일 제4판발행
편 저 자 : 이 경 미
발 행 인 : 金 相 一
발 행 처 : 혜성 출판사

주소 : 서울시 동대문구 신설동 114-91호 삼우빌딩 A동 205호
전화 : (02)2233-4468   팩스 : (02)2253-6316
http://www.hyesungbook.com

정가 13,000원